CLINIQUE CHIRURGICALE.
DE L'HOPITAL LARIBOISIÈRE

LEÇONS

SUR

LA TRACHÉOTOMIE.

Paris. — Imprimerie de L. MARTINET, rue Mignon, 2.

CLINIQUE CHIRURGICALE
DE L'HOPITAL LARIBOISIÈRE.

LEÇONS

SUR

LA TRACHÉOTOMIE

PAR

M. E. CHASSAIGNAC

Agrégé libre de la Faculté de médecine de Paris,
Chirurgien de l'hôpital Lariboisière.

Avec 8 figures intercalées dans le texte.

A PARIS,

CHEZ J.-B. BAILLIÈRE,

LIBRAIRE DE L'ACADÉMIE IMPÉRIALE DE MÉDECINE,
RUE HAUTEFEUILLE, 19.

A LONDRES, CHEZ H. BAILLIÈRE, 219, REGENT-STREET,

A NEW-YORK, CHEZ H. BAILLIÈRE, 290, BROADWAY;

A MADRID, CHEZ C. BAILLY-BAILLIÈRE, CALLE DEL PRINCIPE, 11.

1855.

CLINIQUE CHIRURGICALE
DE L'HOPITAL LARIBOISIÈRE.

LEÇONS

SUR

LA TRACHÉOTOMIE

PAR

M. E. CHASSAIGNAC

Agrégé libre de la Faculté de médecine de Paris,
Chirurgien de l'hôpital Lariboisière.

Avec 8 figures intercalées dans le texte.

A PARIS,

CHEZ J.-B. BAILLIÈRE,

LIBRAIRE DE L'ACADÉMIE IMPÉRIALE DE MÉDECINE,
RUE HAUTEFEUILLE, 19.

A LONDRES, CHEZ H. BAILLIÈRE, 219, REGENT-STREET,

A NEW-YORK, CHEZ H. BAILLIÈRE, 290, BROADWAY;

A MADRID, CHEZ C. BAILLY-BAILLIÈRE, CALLE DEL PRINCIPE, 11.

1855.

LEÇONS

SUR

LA TRACHÉOTOMIE.

PRÉAMBULE.

La dénomination de *bronchotomie*, sous laquelle on a confondu jusque dans ces derniers temps la trachéotomie avec d'autres opérations qui se pratiquent sur les voies aériennes, devrait être rayée de la médecine opératoire. C'est là, en effet, une de ces expressions malheureuses employées d'abord par l'irréflexion, et auxquelles le sophisme et les subtilités veulent trouver une application presque toujours conventionnelle. Le mot, en lui-même, exprime une idée fausse, car on n'ouvre jamais les bronches. Exprime-t-il une généralisation des diverses opérations par lesquelles on ouvre le conduit aérien ? Mais à quoi bon créer une généralisation pour deux ou trois opérations dont une seule, en définitive, a une importance réelle dans la pratique ? Quelle utilité y a-t-il à désigner par une expression commune la laryngotomie, la trachéotomie, la laryngo-trachéotomie ? En quoi cela sert-il l'exposition des idées ? Évidemment il ne peut résulter de l'emploi de cette dénomination de *bronchotomie* que de la confusion au lieu de la simplicité et de la clarté que l'on doit chercher.

Quoi qu'il en soit, la trachéotomie a eu des destinées très diverses aux différentes époques de la science. Considérée dans le principe comme une opération excessivement dangereuse et très difficile, elle a été négligée dans d'autres

1

temps comme présentant des difficultés à peine dignes d'arrêter l'attention des chirurgiens. Il y a dans ces appréciations diverses et opposées une exagération fâcheuse. Il est temps de rentrer à cet égard dans la réalité des faits; il est temps surtout de donner à cette opération des principes fixes et une méthode bien arrêtée. Tel est l'objet du travail que nous avons entrepris et des recherches que nous avons poursuivies avec persévérance pendant plusieurs années.

Un court aperçu historique sur la trachéotomie nous suffira pour mettre en évidence les vicissitudes qu'a subies aux diverses époques de la science, dans son manuel opératoire comme dans ses indications, l'opération de la trachéotomie.

APERÇU HISTORIQUE.

La première période dans l'histoire de la trachéotomie doit être regardée comme une période de tâtonnement. Nous ne saurions considérer autrement ce qu'ont pu faire dans l'ordre chronologique Asclépiade, Anthyllus, Paul d'Égine, Cœlius Aurelianus et Arétée. Quant à la défiance qu'inspira longtemps encore cette opération, il nous suffira de citer Albucasis, qui nous apprend que de son temps et dans son pays aucun chirurgien n'aurait osé la pratiquer.

Cette longue période d'enfance de la trachéotomie se continue jusqu'au XVIIIe siècle, nonobstant ce qu'en avait dit Guy de Chauliac, et malgré les opérations faites en 1546 par Ant. Musa Brassavole, quarante ans plus tard par Sanctorius. On peut citer encore l'apologie que firent de l'ouverture des voies aériennes, à peu près à la même époque, Fabrice d'Aquapendente et Jules Casserio, son disciple, les efforts de Nicolas Habicot (1620) pour réhabiliter cette opération, les cas de succès rapportés par René Moreau, doyen de la Faculté de médecine de Paris, dans une lettre sur la laryngotomie (1646). La trachéotomie est également conseillée et décrite par Scultet (1675), par Purman (1694), et plus tard par Verduc;

Dionis, Ledran, Garengeot en France, Virgili en Espagne, Chowel en Angleterre. Mais toutes ces tentatives ne purent réussir à relever cette opération du discrédit où elle était tombée. Il fallut tout le talent déployé par Louis dans les deux mémoires qu'il présenta successivement à l'Académie royale de chirurgie pour étendre la pratique de cette opération et en vulgariser l'étude. L'attention une fois appelée sérieusement sur ce sujet, on vit paraître une foule de travaux, et se succéder rapidement les méthodes et les procédés opératoires. L'engouement fit place à l'oubli dans lequel on avait laissé tomber la trachéotomie. Crawford, Chaussier, Schwilgué, Dureuil, la préconisèrent dans le croup; mais elle fut surtout défendue avec chaleur et persévérance par Caron dans son *Traité du croup* (1808) et dans son *Examen* du recueil des faits publiés par l'École de médecine, lors du concours sur le croup (1809).

De nos jours l'ouverture des voies aériennes est une des opérations les plus solidement établies dans la pratique chirurgicale. On a pu différer et l'on diffère encore d'opinion sur certaines indications dont la légitimité est admise par les uns et contestée par les autres; mais l'utilité de l'opération, considérée d'une manière générale et abstraction faite de telle ou telle indication, n'est aujourd'hui l'objet d'aucun doute.

ANATOMIE CHIRURGICALE DE LA RÉGION LARYNGO-TRACHÉALE.

Notre intention n'est point de donner une description anatomique complète de la région laryngo-trachéale, mais de noter tout ce qu'il importe au chirurgien de connaître pour l'opération de la trachéotomie.

Et d'abord, sans rappeler ici les diverses mesures qu'on a données de cette région dans les deux sexes et aux différents âges, mesures qui ne peuvent avoir rien de rigoureux, puisque

les moindres mouvements des parties suffisent pour faire
varier les résultats de toute mensuration, nous mentionnerons
un fait signalé par Burns, et qui ressort de l'étude de ces
dimensions prises dans la série des âges. C'est que, par suite
du développement du larynx, la trachée est relativement
moins longue chez l'adulte que chez l'enfant. Burns a même
regardé cette disposition comme devant faire donner la pré-
férence à la laryngo-trachéotomie chez l'adulte, et à la trachéotomie chez l'enfant.

Parmi les éléments qui entrent dans la composition de la
région laryngo-trachéale, il en est un qui mérite de fixer notre
attention en raison de la propriété qu'il possède de constituer
un point résistant dans un système où tout est flexible et
fuyant sous le doigt, et de présenter seul dans l'arbre aérien
un anneau complet. D'une part, en effet, la saillie sous-cutanée
du cartilage thyroïde, si prononcée chez l'adulte, s'efface tellement sous la pression du doigt chez la femme et chez les
jeunes sujets, qu'il n'y a aucun fond à faire sur cette saillie
comme point de repère constant dans l'opération de la
trachéotomie.

D'une autre part, on sait la facilité avec laquelle s'affaissent
et disparaissent en quelque sorte à la moindre pression les cerceaux cartilagineux incomplets dont est formée la trachée. Le
cricoïde est donc le seul point de ralliement certain qui puisse
être reconnu toujours à travers la peau, quels que soient l'âge, le
sexe et l'état d'embonpoint du sujet qu'il s'agit d'opérer. Cette
propriété précieuse, il la doit non-seulement à sa forme annu-
laire, mais encore à ce que l'anneau qu'il représente s'élargit à
sa partie postérieure à la manière des bagues dites chevalières,
et acquiert par cet élargissement une force de résistance
qu'on ne rencontre en aucun autre point de l'arbre aérien.

La trachée-artère est composée, ainsi qu'on le sait, de cerceaux cartilagineux, dont chacun forme les deux tiers d'un
cercle complété dans son tiers postérieur par une membrane
élastique. Ces anneaux constituent par leur ensemble un
canal irrégulièrement arrondi, dont le volume varie peu dans

toute la hauteur de sa portion cervicale. Ils peuvent toujours
être facilement coupés, et leur section, suivant la longueur du
canal, donne lieu à une plaie qu'on peut dilater sans peine en
écartant ses bords , mais qui revient sur elle même dès que la
dilatation cesse. Cette disposition rend compte de la facilité
avec laquelle se cicatrisent les incisions qui résultent de la
trachéotomie.

Quant aux variétés de capacité que peut présenter la trachée, il serait sans doute bien à désirer qu'on pût les déterminer dans la série des âges à l'aide d'observations nombreuses.
Nous ne pouvons que louer les efforts qui ont été tentés dans
ce but par un de nos savants collègues, M. Lenoir. En effet,
la connaissance de ces diverses capacités de la trachée permettrait de fixer la grosseur exacte des canules que l'on doit
employer depuis tel âge jusqu'à tel autre. Malheureusement
le vice des modes de mensuration a empêché jusqu'à ce jour
d'obtenir aucun résultat satisfaisant ; si l'on voulait arriver à
quelque chose de précis à cet égard, il faudrait procéder, soit
par l'injection de matières solidifiables fournissant un moule
susceptible d'être soumis à des mesures rigoureuses, soit à
l'introduction de tubes de diverses grandeurs, dont on pourrait également déterminer le diamètre avec exactitude.

Les variations de longueur, de diamètre, de position et de
direction de la trachée, méritent une attention toute particulière au point de vue de la trachéotomie. Elles peuvent créer
des difficultés d'exécution, et faire tomber dans des fautes
inattendues. Nous avons été à même de constater sous ce
rapport plusieurs faits qu'il nous paraît utile de rappeler.

Nous avons constaté l'allongement vertical de la trachée
dans des cas d'hypertrophie du corps thyroïde. Voici quel est,
suivant nous, le mécanisme de cet allongement, qui reporte-
rait le cartilage cricoïde à deux et trois travers de doigt au-
dessus de la hauteur ordinaire qui, dans l'état normal et le
cou étant rectiligne, se trouve juste au niveau du tubercule
carotidien.

La commissure des deux lobes du corps thyroïde est solidement unie à la trachée et à la partie inférieure du larynx. Or, dans l'hypertrophie symétrique du corps thyroïde, les lobes latéraux ne pouvant dans leur évolution s'accroître dans le sens de leur extrémité inférieure, arrêtés qu'ils sont de ce côté par la rencontre de la poitrine et de l'aponévrose du cou, tout le développement se trouve reporté dans le sens vertical ascendant.

Il est facile dès lors de comprendre comment le larynx et les premiers anneaux de la trachée se trouvent refoulés en haut d'une manière permanente, et comment dès lors le tube trachéal se trouve allongé.

J'ai également observé des cas de raccourcissement considérable de la trachée, et dans lesquels il restait à peine une étendue suffisante pour pratiquer l'opération entre le sternum et le larynx, dans lesquels, par conséquent, nous n'avons dû qu'au tenaculum cricoïdien de pouvoir diviser un nombre suffisant d'anneaux de la trachée, grâce au mouvement d'ascension imprimé avec force au cartilage cricoïde. C'est dans un cas de ce genre que j'ai fait la trachéotomie en présence de MM. de Hubbenet et Heyfelder fils. (Voyez l'obs. Ire rapportée page 14.)

Quant aux autres déformations et déviations de la trachée sous l'influence du goître, et surtout du goître cancéreux, ces variétés ont été mentionnées par les auteurs. Opérant dans un cas de ce genre où, contre ce qui a lieu d'ordinaire, la trachée était extrêmement aplatie d'avant en arrière, il me fut impossible de ne pas diviser la paroi postérieure de la trachée, ce qui entraîna d'assez grandes difficultés pour l'introduction de la canule. (*Gaz. des hôpit.*, n° du 18 octobre 1849. — *Soc. de chirur.*, séance du 11 juillet 1849.)

Une particularité remarquable relative à la muqueuse qui tapisse l'intérieur du canal aérien, c'est que cette membrane est intimement adhérente aux parois du conduit qu'elle revêt, principalement au niveau des cerceaux cartilagineux. Il nous paraît difficile d'admettre par cette raison qu'on ait jamais pu détacher la muqueuse par l'introduction d'une canule, comme on dit cependant que cela est arrivé à Dupuytren et à M. Fizeau.

Envisagé d'une manière générale dans la région laryngo-trachéale, le canal aérien présente, par rapport à l'axe du cou, une direction verticale, légèrement oblique d'avant en arrière, de telle sorte que ses parties supérieures occupent un plan plus superficiel que les inférieures; d'où il résulte qu'il y a plus de facilité à découvrir le larynx qu'à découvrir la trachée.

Une autre circonstance, et qui se rapporte plus directement encore à l'opération de la trachéotomie, c'est la mobilité des parties. Il faut savoir, en effet, que le conduit laryngo-trachéal est continuellement agité de mouvements d'ascension et de descente, que la volonté des malades, même de ceux qui ont atteint l'âge adulte, est presque toujours impuissante à maîtriser. Or cette circonstance est la source de l'une des plus grandes difficultés qu'on puisse rencontrer dans l'exécution du manuel opératoire. C'est pour remédier à cette difficulté que nous avons conçu le plan d'une nouvelle méthode d'opération, et c'est parce qu'appliquée sur le vivant elle a fourni des résultats qui ont dépassé toutes nos espérances, que nous nous sommes décidé à en exposer les avantages dans un travail *ex professo*.

Disons un mot du corps thyroïde qui, situé au-devant de la trachée, peut jouer un rôle important à cause de la gravité des accidents qui proviennent parfois de la lésion de ses vaisseaux. La commissure qui unit les deux lobes latéraux dont est formé cet organe glanduleux mérite seule, au point de vue opératoire, de fixer notre attention. Cette commissure peut manquer tout à fait ou avoir en hauteur la même étendue que les lobes latéraux eux-mêmes. Le plus ordinairement elle n'a qu'un demi-pouce de hauteur, et couvre alors le troisième et le quatrième anneau de la trachée. Elle est donc nécessairement coupée en totalité ou en presque totalité dans la section des anneaux cartilagineux.

Jetons un coup d'œil rapide sur les rapports des organes

ci-dessus mentionnés avec les autres parties situées dans la région laryngo-trachéale. L'importance de ces rapports apparaît tout d'abord quand on songe que quelques-unes des parties dont il s'agit peuvent être intéressées dans l'opération.

Supposons la région laryngo-trachéale divisée en deux portions, l'une supérieure, occupée par le larynx ; l'autre inférieure, occupée par la trachée.

La première ne doit pas nous occuper ici, puisqu'il s'agit avant tout d'une opération qu'on exécute sur la trachée et non sur le larynx. Nous ferons seulement remarquer que sur les côtés de ce dernier organe et au-dessous du cartilage thyroïde jusqu'à la trachée, on trouve un plan musculaire formé d'abord par les sterno-thyroïdien et scapulo-hyoïdien, et plus profondément, par les sterno-hyoïdien et thyro-hyoïdien. La présence de ces muscles dans cette région est très importante à connaître, parce qu'elle rend compte de l'existence que l'on constate souvent, au moment de pratiquer l'opération, de cordes rigides, et qui, par leur tension, contribuent à masquer et à déprimer les parties sur lesquelles on veut agir.

Quant à la portion inférieure qui correspond à la trachée, la disposition de l'aponévrose cervicale permet d'y reconnaître trois étages superposés.

Le premier étage est borné en avant par la peau, en arrière par le feuillet moyen de l'aponévrose. Il contient le tissu cellulaire sous-cutané, les deux veines jugulaires antérieures, quelques filets nerveux du plexus cervical, et le feuillet superficiel de l'aponévrose, qui réunit les deux bords des muscles peauciers.

Le second étage, limité en avant par le feuillet moyen de l'aponévrose, et en arrière par son feuillet profond, renferme les muscles sterno-hyoïdien et sterno-thyroïdien placés l'un sur l'autre, et auxquels l'aponévrose fournit des gaînes particulières, un tissu cellulaire graisseux parcouru par des veines et des lymphatiques ; et enfin, le corps thyroïde avec ses vaisseaux artériels et veineux, au nombre desquels il faut signaler l'arcade que forme l'extrémité inférieure du rameau laryngien de la thyroïdienne supérieure qui longe le bord supérieur du corps thyroïde.

L'étage profond est borné en avant par le feuillet profond de la même aponévrose, qui se fixe au bord inférieur de la glande thyroïde; en arrière, il a pour limites la colonne vertébrale; sur les côtés, les carotides, et inférieurement, un plan tangent à l'échancrure du sternum.

Il est un rapport qu'il faut toujours avoir présent à l'esprit pendant l'opération, c'est celui que le conduit aérien affecte avec le tronc brachio-céphalique. Ce tronc croise obliquement la direction de la trachée, et repose immédiatement sur la paroi antérieure de cette dernière.

Anomalies du système artériel de la région laryngo-trachéale. — Elles peuvent être distinguées : 1° en anomalies de nombre ; 2° en anomalies de position.

1° Anomalies de nombre. — L'artère dite de Neubauer, appelée aussi par Harrison, artère thyroïdienne moyenne, naît le plus souvent du tronc innominé ou de la crosse aortique, rarement de la maxillaire interne, et, dans tous les cas, monte sur la ligne médiane entre la trachée et l'aponévrose profonde pour se distribuer dans le corps thyroïde.

Quelquefois, on trouve deux troncs brachio céphaliques, l'un droit, l'autre gauche. Chez certains sujets, il n'en existe pas et la carotide droite naît directement de l'aorte.

2° Anomalies de position. — Le tronc brachio-céphalique peut s'élever notablement au-dessus de la fourchette du sternum, ainsi que Burns en a cité plusieurs cas. Il peut même, selon ce dernier auteur, remonter jusqu'au bord de la glande thyroïde. La carotide gauche peut venir du tronc brachio-céphalique et croiser la partie inférieure de la trachée.

J'ai moi-même rapporté un cas dans lequel le rameau crico-thyroïdien était remplacé par l'artère thyroïdienne supérieure (*Soc. anatom.*, 1840, p. 76).

DES DIVERS MODES OPÉRATOIRES POUR L'OUVERTURE DES VOIES AÉRIENNES.

De toutes les opérations qui ont été proposées pour ouvrir l'arbre aérien, la trachéotomie est la meilleure à nos yeux; elle est même la seule qui soit bonne et qui mérite d'être adoptée comme méthode générale.

La laryngotomie est une mauvaise opération. On en atténue un peu les défauts quand on la combine avec la trachéotomie; mais, dans ce dernier cas, l'incision du larynx a l'inconvénient d'être à peu près inutile. La seule opération vraiment rationnelle pour l'ouverture chirurgicale des voies aériennes, c'est la trachéotomie. Sans entrer dans toutes les considérations qui motivent notre manière de voir, nous nous bornerons à dire que la condition essentielle de toute bonne opération faite sur les voies aériennes, c'est de permettre l'établissement d'une canule dans la plaie de l'opération. Or, il n'y a que la section des anneaux de la trachée qui mette à même de réaliser cette condition d'une manière satisfaisante. Cela n'est donné ni à la laryngotomie thyroïdienne, ni à celle qui se fait entre les deux cartilages thyroïde et cricoïde, ni même à celle qui les comprend tous les deux.

Le cartilage thyroïde est très mal disposé pour se prêter à l'établissement d'une canule, et le cricoïde s'y refuse d'une manière, pour ainsi dire, absolue. En effet, si ce cartilage est facile à inciser en avant, on voit tout d'abord que, s'élargissant peu à peu sur les côtés, il forme en arrière une plaque résistante qui devrait être brisée pour permettre une dilatation facile et permanente de la partie antérieure du cartilage. C'est là ce qui rend à peu près inutile la section de ce cartilage dans ce qu'on appelle la laryngo-trachéotomie. Or, en matière d'incision, ce qui est inutile est nuisible.

D'ailleurs, à moins qu'on n'ait l'intention positive d'aller faire une recherche spéciale dans les ventricules du larynx, à quoi peut servir, par exemple, une division médiane du cartilage thyroïde? Quand un corps étranger a pénétré dans les voies aériennes, il ne reste pas à la glotte ou à l'orifice supérieur du larynx, il tombe dans la trachée. Les corps étrangers qui restent à la glotte ou à l'orifice supéro-laryngé, font périr sur-le-champ, ou bien voici ce qui arrive : Ceux de l'orifice supéro-laryngé sont extraits ou expulsés par la bouche ; ceux de la glotte tombent dans la trachée. Dans tous les cas, on ne peut savoir à l'avance et au juste où s'est arrêté un corps qui est entré dans le conduit laryngo-trachéal. En ouvrant l'arbre aérien dans la partie la plus déclive de la région cervicale, on obtient tout ce que peuvent donner des opérations faites dans un point plus élevé.

Enfin, dans les maladies du larynx, ne vaut-il pas mieux éloigner le théâtre de l'opération du siége même de l'affection ? Ne s'exposerait-on pas, en ouvrant un larynx malade, à ajouter aux lésions actuelles tous les inconvénients, tous les dangers du traumatisme, suppuration, gonflement inflammatoire, etc. ?

Il n'y a donc pour nous qu'une seule manière bonne, utile, et rationnelle d'ouvrir les voies aériennes, c'est celle qui consiste à faire la trachéotomie. Toutes les autres méthodes sont vicieuses et ne peuvent être employées qu'à titre exceptionnel. Seulement, il ne faut pas appliquer à la trachéotomie le nom de sous-cricoïdienne, ce serait une naïveté anatomique, attendu qu'une opération faite sur la trachée est toujours et nécessairement une opération sous-cricoïdienne.

On comprend dès lors que, faisant une place si large, et nous osons le dire, si exclusive à la trachéotomie, nous devions nous attacher à en donner une description aussi complète que possible.

---

§ I. — Appareil instrumental.

L'appareil instrumental, au moyen duquel on peut toujours, selon moi, accomplir d'une manière sûre les divers temps dont se compose l'opération de la trachéotomie, comprend les instruments suivants :

1° Bistouri.

Le bistouri dont je fais usage pour cette opération présente à chacune de ses extrémités une lame. Ces lames sont assez courtes. L'une est aiguë et rentre dans la formule que j'ai indiquée pour tous les bistouris à pointes aiguës. L'autre est boutonnée. Le but de cette construction du bistouri, c'est de n'entraîner aucune perte de temps par changement de bistouri au moment où la ponction étant faite, on veut agrandir l'incision primitive. (Voyez pl. 1, fig. 1.)

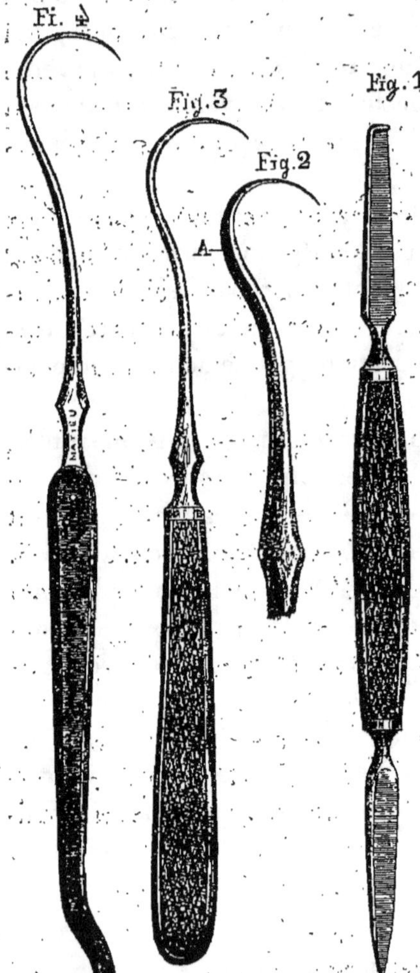

2° Ténaculum cricoïdien.

Cet instrument n'est autre chose qu'une forte érigne à un seul crochet, coudée sur sa longueur, de manière à lui permettre de piquer bien perpendiculairement dans le point où elle doit être implantée.

Sur la convexité de ce crochet se trouve, ainsi que dans le cathéter des lithotomistes, une cannelure destinée à conduire avec sûreté la pointe du bistouri dans la trachée. (Pl. 1, fig. 2, lettre A.)

Nous n'attachons, du reste, au ténaculum cricoïdien une certaine importance que parce qu'il constitue un moyen sûr et rapide de fixer la trachée. Tout autre mécanisme susceptible d'offrir ce dernier avantage, fût-ce même une ligature passée dans l'épaisseur de la trachée au moyen d'une aiguille courbe, pourrait être employé. Mais, quant à l'idée de retenir, par le seul secours des doigts, un conduit mobile, élastique, arrondi, entouré de muscles nombreux, nous regardons cela comme très facile à dire, mais à peu près impossible à exécuter.

Cette difficulté de fixer la trachée par le seul secours des doigts a sans doute, de tout temps, frappé l'attention des observateurs. Pour ne mentionner que les tentatives faites de nos jours à ce sujet, nous rappellerons que M. Bretonneau a conseillé l'usage d'aiguilles à acupuncture recourbées à la flamme d'une bougie près de leur pointe et garnies à leur talon d'une petite boule de cire à cacheter.

Liston a employé, dans le même but, un ténaculum à manche fixe. Il commençait par faire à la peau une longue incision, mettait la trachée à découvert, y implantait le ténaculum et ouvrait le conduit aérien de bas en haut, contrairement à l'usage généralement adopté. (*Lectures on the operations of surgery*, p. 325 à 331.)

Le point essentiel dans la construction du ténaculum consiste à déterminer le degré de courbure qui convient le mieux au but qu'on se propose, celui d'accrocher sans difficulté, et de retenir solidement le cartilage cricoïde. A cet égard, nous ferons remarquer d'abord que le ténaculum ordinaire, qui, à la rigueur, peut être employé, quand on n'a pas un autre instrument sous la main, est généralement un peu faible, et que, de plus, il laisse trop facilement échapper le cartilage cricoïde.

Quand le ténaculum a une courbure trop serrée, il devient d'une introduction plus difficile. Quand le ténaculum, au contraire, a la courbe trop plate, non-seulement il ne retient pas d'une manière suffisante la trachée, mais, de plus, il expose à piquer la paroi postérieure de ce conduit au moment où l'on vient de l'y faire pénétrer, dans le but d'accrocher le bord inférieur du cricoïde.

Un degré moyen entre la courbe du ténaculum ordinaire et celle des érignes est ce qui nous a paru le plus convenable, et la planche ci-jointe, où nous avons reproduit le dessin des deux seules variétés de ténaculum qui nous aient servi jusqu'à ce jour dans toutes nos trachéotomies, donne exactement le degré de courbure des deux instruments que nous employons. (Pl. 1, fig. 3 et 4.)

Quant à la forme même de la pointe, nous avons eu recours aux pointes aiguës ou triangulaires qui nous ont paru suffire. Mais on pourrait peut-être faire usage avec avantage d'une pointe lancéolée.

Rien ne sera plus propre à faire ressortir les avantages du ténaculum, et les services qu'il peut rendre en certaines circonstances, que l'observation suivante :

OBSERVATION 1re. — *Compression de la trachée par des ganglions bronchiques. Trachéotomie. Nouveau signe diagnostique des engorgements ganglionnaires du médiastin.* (Observation communiquée à la Société de chirurgie, séance du 30 mars 1853.)

Gérardet (Victor), 23 ans, ouvrier en papiers peints, entre à l'hôpital Saint-Antoine le 28 février 1853.

A son arrivée, visage pâle, peau légèrement ictérique et un peu infiltrée ; la station est difficile même avec l'aide des deux personnes qui l'accompagnent. Les ganglions cervicaux du côté droit sont engorgés, volumineux ; l'aphonie presque complète ; le fond de la gorge est douloureux ; la déglutition des aliments très pénible d'abord, puis un peu moins difficile vers la fin du repas. La respiration se fait avec bruit ; elle est fréquente, anxieuse ; la toux offre un timbre métallique très prononcé ; la pression exercée sur le conduit laryngé est très douloureuse. En examinant minutieusement la région du larynx, je m'aperçus que le cartilage cricoïde occupait une position tellement déclive, qu'il ne pouvait pas s'élever de plus d'un travers de doigt au-dessus de la fourchette sternale, même dans les mouvements d'extension forcée du cou. Cette circonstance fut notée au point de vue de la possibilité d'une opération de trachéotomie. Le fait en lui-même resta d'abord inexpliqué.

L'affection avait débuté il y avait trois mois. Les accidents cessaient par intervalles irréguliers pour reparaître ensuite ; le malade n'a jamais craché de sang, il tousse peu ; la sonorité du thorax est normale, le bruit respiratoire complétement masqué par des râles qui lui donnent un caractère de rudesse très prononcé. Gérardet n'a jamais eu aucune affection syphilitique.

Le 8 mars, à la visite du matin, le malade est pris tout à coup d'accidents convulsifs et d'un accroissement de gêne respiratoire allant jusqu'à la suffocation. Je me transporte en toute hâte auprès de lui et la trachéotomie est pratiquée sur-le-champ par mon procédé, en présence de M. de Hubbenet et de M. le professeur Heyfelder.

Au moment de l'opération qui fut exécutée très rapidement, le malade était plongé dans un état comateux qui n'a cessé que dans la soirée du même jour. Malgré l'abaissement considérable du cartilage cricoïde, je suis parvenu, au moyen de l'érigne cricoïdienne implantée d'emblée à travers la peau, à le remonter assez pour pouvoir diviser quatre anneaux de la trachée et placer la canule sans aucune difficulté.

La nuit suivante, les phénomènes d'asphyxie se reproduisirent, et le malade mourut le 9 mars, à six heures du matin.

Le diagnostic qui avait été porté reposait sur l'idée d'un obstacle respiratoire siégeant au larynx, et cela, à cause de l'aphonie que présentait le malade et de la douleur qu'on produisait par la pression sur cet organe.

Rien n'avait fait soupçonner la véritable cause de mort qui fut reconnue à l'autopsie.

Autopsie. — On constate l'existence d'ulcérations occupant la membrane muqueuse des cordes vocales. Les bronches sont remplies d'une écume blanche et fine. La partie antérieure de la trachée, au niveau et un peu au-dessus de la bifurcation, est masquée par une tumeur égalant en volume la moitié du poing d'un adulte. Cette tumeur est composée de ganglions énormément hypertrophiés, très durs, offrant à l'intérieur une coloration gris jaunâtre. Un ganglion très volumineux se trouve encadré dans l'angle de bifurcation des deux bronches. La bronche droite est, de toutes parts, en contact avec d'autres ganglions hypertrophiés qui lui forment un anneau complet. De telle sorte que la compression s'exerçait à la fois sur la trachée elle-même, un peu au-dessus de la bifurcation, par la tumeur principale, et sur la bronche droite par l'anneau ganglionnaire qui l'entourait. Le nerf pneumogastrique droit ne paraît pas altéré dans sa texture au milieu de la masse hypertrophique qu'il traverse. Quelques granulations clair-semées existent dans les poumons, qui sont le siége d'une congestion œdémateuse générale.

Cette observation nous a paru digne d'être rapportée, à raison surtout de la position toute spéciale du cartilage cricoïde, qui avait subi une sorte de rétraction descendante vers la cavité thoracique. Ce phénomène curieux dépend, suivant nous, de l'action mécanique exercée sur la trachée et la bronche droite par la tumeur ganglionnaire. Il nous a paru de nature à constituer un signe précieux pour le diagnostic des tumeurs ganglionnaires du médiastin.

On pourrait jusqu'à un certain point se rendre compte du

tiraillement exercé sur la trachée, en considérant, d'une part,
que la tumeur, qui était très compacte, pouvait causer une
traction par le seul fait de son poids, et en admettant, d'autre
part, comme l'a fait remarquer M. Bailly, interne du service,
que cette tumeur, dans son accroissement de volume, étant
retenue à sa partie supérieure par le sternum, était forcée
d'effectuer son développement vers la partie inférieure, et
entraînait, par conséquent avec elle, la bifurcation du conduit
aérien. La coexistence de l'aphonie, due à l'ulcération des
cordes vocales, et la douleur du larynx résultant de la pression,
expliquent l'erreur de diagnostic, qui avait consisté à placer
au larynx l'obstacle respiratoire qui siégeait beaucoup plus
bas, comme l'autopsie l'a démontré.

3° Dilatateur de la trachée.

Cet instrument doit, selon nous, avoir pour condition essentielle de servir aussi, lui, à retenir solidement la trachée, en
même temps qu'il dilate la plaie faite à ce conduit, car la
dilatation ne peut être sérieusement efficace, si la trachée n'est
pas mise hors d'état d'échapper à l'action du dilatateur, quels
que soient les mouvements qui tendent à se produire.

Plusieurs combinaisons se sont présentées, et quoique l'une
d'elles paraisse bien préférable, nous les indiquerons toutes,
ne fût-ce que dans le but d'épargner à ceux qui feraient des
recherches analogues le temps qu'ont exigé de nombreux
essais.

Tous ces instruments ont ceci de commun, qu'une tige
coudée, destinée à pénétrer de bas en haut dans le larynx,
remplit, pour chacun d'eux, le rôle d'une érigne mousse, et
prémunit contre toute mobilité intempestive le conduit aérien.

De ces divers instruments :

1° L'un est constitué par deux ressorts élastiques qui se
déploient latéralement par un mécanisme analogue à celui du
ressort de la sonde de Belloc.

2° Le second n'est autre chose qu'une pince à pansement
armée d'une tige centrale coudée à angle droit.

3° Le troisième, qui est le plus simple, consiste dans l'addition à l'un des mors de la pince à pansement, d'une branche coudée qui sert à retenir le larynx pendant la dilatation de la trachée.

4° Le quatrième, qui nous a donné sur le vivant les résultats les plus satisfaisants, consiste en une pince coudée dont les deux extrémités terminales sont articulées entre elles.

La planche 2 représente : Fig. 1, le dilatateur fermé. Fig. 2 et 3, le dilatateur ouvert.

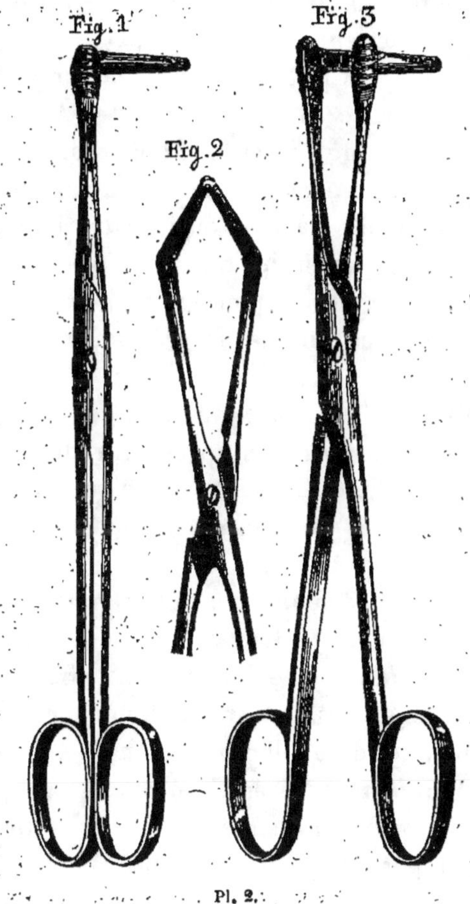

On pourrait, au moyen d'un mécanisme très simple, visser

extemporanément sur chacun des mors de la pince à pansement, préparée *ad hoc*, un petit prolongement s'élevant à
angle droit. Ce serait le moyen de réaliser à peu de frais l'une
des combinaisons déjà indiquées.

4° Canule trachéale.

Nous n'avons apporté à cet instrument que des modifications très secondaires :

1° Les deux canules sont retenues l'une dans l'autre par
un mécanisme plus simple. On a élargi la mortaise qui sert à
retenir la canule intérieure.

J'ai fait pratiquer sur la convexité de la canule extérieure
une ouverture ovalaire (pl. 3, fig. 1, lettre A), qui permet,
quand on enlève la canule interne et quand on ferme l'orifice
extérieur de la canule enveloppante, de s'assurer expérimen-
talement si l'air passe à travers l'orifice supérieur du larynx.

On peut donc, au moyen de l'ouverture ovalaire dont nous
venons de parler, préciser le moment où il est possible de se
passer de la canule, ce qui, jusqu'à présent, était soumis à un
arbitraire fâcheux.

3° On a établi sur l'ouverture ovalaire une valve mobile disposée de manière à se redresser après l'introduction de la canule, et à retenir celle-ci en place sans le secours du cordon-
net circulaire qui n'est pas sans inconvénients. (Voyez, pl. 3,
fig. 2, lettre B.)

Une autre remarque se rapporte à la canule : presque toujours on lui donne pour un diamètre égal des longueurs équi-
valentes. C'est là un inconvénient réel. En effet, chez des sujets maigres ou chez des enfants, la longueur habituelle est
suffisante pour que le pavillon de la canule vienne affleurer
la plaie des téguments, tout en pénétrant à une profondeur
telle, qu'elle est bien maintenue et ne s'échappe pas facilement. Mais supposons qu'on ait affaire à un sujet dont le
cou a beaucoup d'épaisseur, et chez lequel, par suite de l'embonpoint général, l'incision de la trachée se trouve à une

grande profondeur dans la plaie de l'opération, voici ce qui peut arriver :

La plus grande partie de la canule se trouve aux trois quarts à l'extérieur de la plaie, et ne plonge que par une très petite portion dans la trachée. Il résulte de là qu'un effort de toux, qu'un mouvement brusque du malade qui se lève sur son lit, la font s'échapper de l'intérieur du conduit aérien.

Supposons encore les conditions que nous crée une plaie profonde conduisant à la trachée. Eh bien, si l'on enfonce cette canule dans l'intérieur de la trachée d'une quantité suffisante pour qu'elle y soit solidement engagée, il se présente un autre inconvénient. Le pavillon de la canule se trouvant enfoncé dans l'intérieur de la plaie prétrachéale, les chairs, le sang qui s'écoule de cette plaie, viennent se placer au-devant du pavillon au moindre mouvement des muscles qui bordent les parties latérales du conduit aérien.

Il faut donc ou des canules susceptibles de prendre divers degrés de longueur, ou au moins des canules qui s'adaptent d'une manière parfaitement appropriée à chaque cas particulier.

Le degré de précision, à cet égard, exerce une influence si marquée sur les résultats de l'opération, que je ne sache pas qu'on puisse porter trop loin la recherche des moyens propres à perfectionner ce point du procédé opératoire. Aussi applaudissons-nous aux efforts tentés dans ce sens par M. Guersant, qui a imaginé des canules *en lorgnette* dont on peut varier la longueur à volonté.

Le même chirurgien s'est servi aussi, pour faciliter l'introduction de la canule, d'un mandrin qui dépasse un peu cette dernière, et écarte mieux les lèvres de la division trachéale.

Enfin, M. Guersant a proposé, lorsque les canules dont on est muni n'offrent pas les conditions les mieux appropriées au cas particulier, de recourir à l'emploi de grosses sondes élastiques.

On peut suppléer, par ce moyen, aux défectuosités que peuvent offrir les canules métalliques sous le rapport de la longueur en excès ou en défaut.

Il est cependant à craindre qu'avec une canule douée d'une aussi grande élasticité, et qui, bien que destinée à prendre une certaine courbure, tend d'une manière incessante à se redresser, il n'y ait un arc-boutement susceptible de donner lieu à une compression fâcheuse de la partie postérieure de la trachée. Il ne s'agirait donc que d'un remplacement temporaire.

La mesure exacte de la dimension des canules, pour qu'elles s'adaptent bien aux parties, et pour qu'elles rendent tous les services qu'on en attend, doit être l'objet d'une attention toute particulière.

Les dimensions doivent être considérées, eu égard au diamètre, eu égard à la longueur de la canule.

Eu égard au diamètre, nous avons pour principe que la canule n'est jamais trop large du moment qu'elle peut entrer dans la trachée. Ce qui amène des eschares et des accidents ulcératifs, ce n'est pas l'excès de volume des canules, c'est bien plutôt l'excès contraire.

Une canule trop étroite et trop courte a de nombreux inconvénients. D'abord, elle n'a pas de stabilité dans la plaie, et, par suite, sa présence, comme corps étranger, est rendue beaucoup moins tolérable, attendu que toute pièce artificielle stable dans les tissus vivants est mieux supportée que celle qui s'y agite à la manière d'un grelot. La respiration, d'autre part, est beaucoup plus difficile. En effet, la colonne d'air est moindre, et, de plus, elle se brise en partie contre les parois du tube, celui-ci n'emboîtant pas exactement centre pour centre le calibre de la trachée.

En outre, une canule trop courte va nécessairement heurter par sa pointe contre la paroi œsophagienne de la trachée et l'irrite.

Il ne faut pas non plus que le désir d'éviter les inconvénients réels qui viennent d'être signalés conduise le praticien vers un autre écueil, l'exagération de longueur de la canule. Nous avons vu des cas dans lesquels cet inconvénient donnait lieu à une conséquence fâcheuse, à savoir, le contact de l'éperon bronchique avec le bord inférieur de la canule. Ce genre de défectuosité se révèle par un état d'intolérance de la trachée à l'égard de la canule. Le malade, dans les cas de cette nature, est pris d'une toux incessante et très douloureuse, qu'on attribue le plus souvent aux conséquences naturelles de la maladie qui a nécessité la trachéotomie, mais dont on reconnaît bien vite la véritable cause par l'expérimentation suivante.

Si on ramène la canule un peu au dehors, la toux cesse; elle s'exaspère, au contraire, lorsqu'on refoule de nouveau l'instrument.

On pourra juger, d'après tous ces détails, de l'extrême importance que nous attachons à la bonne appropriation des canules trachéales.

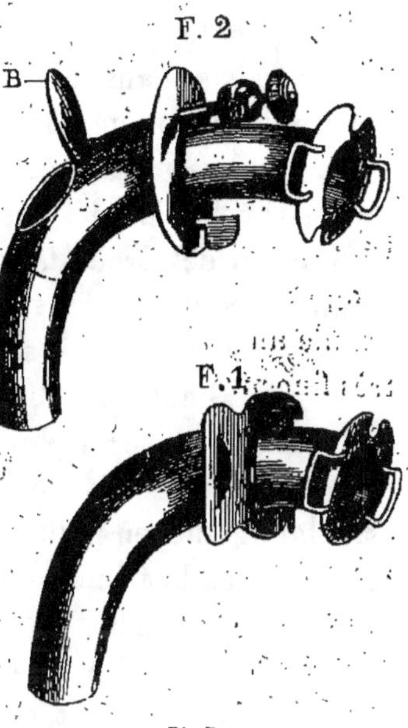

5° Aspirateur trachéal.

Il suffit de lire avec quelque attention les nombreuses observations de trachéotomie que la science possède aujourd'hui, ou de se reporter par le souvenir aux opérations de ce genre dont on a été témoin, pour comprendre toute l'utilité de l'*aspiration trachéale*. Combien de fois, en effet, même après l'opération la mieux exécutée, ne voit-on pas que la respiration se fait d'une manière incomplète, entravée qu'elle est, soit par la persistance opiniâtre de pseudo-membranes, encore contenues dans la trachée ou dans les bronches, soit par du sang coagulé qui a pénétré dans le conduit aérien pendant les manœuvres opératoires? Nous ne craignons donc pas de dire que l'un des *desiderata* les mieux sentis dans la pratique de la trachéotomie, c'est un moyen sûr pour l'expulsion hors du conduit trachéal des corps étrangers qui s'y trouvent retenus.

Deux méthodes peuvent être employées dans ce but : l'une qui consiste dans ce que nous appelons la titillation de l'éperon bronchique ; l'autre, qui est constituée par l'aspiration trachéale directe. Un mot d'explication à ce sujet.

Nous avons bien des fois observé qu'il suffisait, pour amener l'expulsion des produits pseudo-membraneux ou des caillots sanguins contenus dans les bronches, de porter, à travers la canule mise en place et solidement retenue, une petite éponge très fine au bout d'une tige de baleine infléchie, et qu'on faisait pénétrer assez avant pour aller toucher l'éperon bronchique, quelquefois même pour arriver dans la bronche gauche. Ce moyen pourrait donc rendre quelques services ; mais il a, malheureusement, des inconvénients graves.

Indépendamment de ce que l'attouchement, plusieurs fois répété, de l'éperon bronchique peut ajouter d'irritation à celle qui existe déjà, on peut, en exécutant cette manœuvre, refouler plus profondément encore les pseudo-membranes qu'on a le désir de faire expulser, et bourrer, en quelque sorte, les bronches avec le produit de leur sécrétion anormale.

Si l'on en était réduit à l'emploi d'une action expulsive artificiellement provoquée chez le malade, nous préférerions de beaucoup l'éternument suscité par un moyen très simple et qu'on a partout sous la main, c'est l'introduction d'un peu d'eau de savon dans la narine. La manière d'agir de ces moyens entraîne de toute évidence la pénétration vive et rapide de l'air au moment de l'inspiration brusque qui doit précéder l'action expulsive. Or, cette inspiration brusque a pour effet d'enfoncer plus profondément les corps qu'on a le désir de faire expulser par l'expiration qui va suivre ; nous préférons donc de beaucoup l'aspiration trachéale directe.

Celle-ci peut s'effectuer de deux manières, soit par la succion qu'exerce l'opérateur ou l'un de ses aides, soit au moyen de notre aspirateur.

Si la succion de la plaie exécutée en appliquant les lèvres sur le pourtour de l'incision trachéale doit rester comme un souvenir impérissable du dévouement des chirurgiens, nous devons dire que, comme moyen efficace et véritablement pratique, ce mode d'aspiration est très imparfait.

Toutefois, en présence d'un danger imminent, nous applaudirions sincèrement à la conduite de ceux qui, n'écoutant que leur amour de l'humanité, imiteraient l'exemple qui a été donné par M. Roux, et plus tard par M. Ricord.

On voit donc, par ce qui précède, qu'il y avait pour nous un intérêt puissant à rechercher un moyen sérieux et efficace d'exécuter l'aspiration trachéale.

Ce moyen nous a donné sur le vivant les résultats les plus satisfaisants. Chez une femme opérée de trachéotomie à l'hôpital la Riboisière, à l'occasion d'une phthisie laryngée : nous avons fait vingt ou trente fois l'application de notre appareil. C'était dans le but d'entraîner des mucosités tellement tenaces que, quand elles tapissaient la face intérieure de la canule interne, et quand on retirait celle-ci pour la nettoyer, ce n'est qu'à grand'peine qu'on parvenait, même avec l'écouvillon de crin, à débarrasser la canule de cette production poisseuse.

L'aspirateur trachéal, tel que nous l'avons fait construire par M. Mathieu, consiste essentiellement en un ballon de verre de la capacité d'un demi-litre, et dans lequel on fait le vide, ou tout au moins on produit une raréfaction assez forte pour que, lorsqu'on vient tout d'un coup à ouvrir un accès à l'air dans ce ballon, il y pénètre avec un sifflement marqué.

Le ballon présente sur deux points opposés de sa surface (B et C, pl. 4), des tubulures munies chacune d'un robinet. Sur l'une des tubulures, on applique et l'on fait tenir, au moyen d'une vis, un tube flexible D, se rendant à l'une de ces petites pompes à air (E, pl. 4), qu'on emploie pour l'application des

ventouses. L'autre tubulure est armée d'une canule trachéale
simple (G, pl. 4), dont la courbure est semblable à celle des

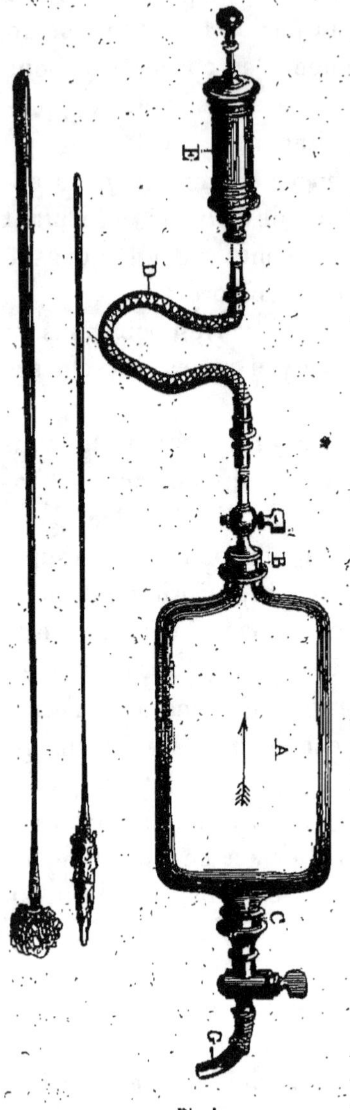

canules généralement em-
ployées. Le diamètre de cette
canule s'accroît progressive-
ment de la pointe vers la base,
de telle sorte que, pouvant
pénétrer dans les canules les
plus petites, elle peut, suivant
le degré auquel on l'engage,
entrer à frottement dans les
canules du diamètre le plus
considérable.

Quand on veut se servir de
l'instrument, on commence par
aspirer l'air contenu dans le
ballon, et on ferme le robinet.
On introduit alors la canule
montée sur le ballon dans l'intérieur de celle qui est à demeure sur le malade.

Ici nous devons mentionner
deux particularités d'une importance extrême, et dont l'o-
mission rendrait difficile et
inefficace l'emploi du moyen
que nous recommandons.

Il faut d'abord que la canule
qui appartient au ballon soit
montée au moyen d'un anneau
de caoutchouc très épais, de manière à donner un peu de flexibilité aux mouvements qu'on
est obligé d'imprimer à la canule d'aspiration pour l'introduire
sans secousse douloureuse dans la canule qui est en place.

La seconde précaution consiste à enduire de saindoux ou de

cérat les canules emboîtées, autrement l'aspiration se fait mal.

Tous ceux qui savent de quelles circonstances, en apparence insignifiantes, peut dépendre le succès des expériences de physique, même les plus sûres, n'auront pas de peine à comprendre comment l'omission de la précaution dont nous venons de parler a suffi pour faire échouer pendant longtemps toutes les combinaisons et toutes les tentatives que nous avons essayées dans le but d'obtenir une bonne aspiration trachéale.

Nous dirons que les tubulures du ballon munies de leurs robinets doivent présenter un diamètre à peu près égal à celui d'une canule trachéale de volume ordinaire ; autrement, le trajet du canal qui conduit au ballon se trouvant obturé par la première fausse membrane tant soit peu consistante qui se présenterait, l'appareil serait mis hors d'état de fonctionner.

Tel qu'il est, il a une puissance d'aspiration suffisante, pour que, quand nous en faisions l'application sur le vivant, les matières liquides ou solides, brusquement aspirées de l'intérieur de la trachée, vinssent s'appliquer avec force contre le fond du ballon, après avoir traversé celui-ci dans tout son diamètre.

---

§ II. De l'emploi des anesthésiques dans l'opération de la trachéotomie.

Deux raisons principales me paraissent militer contre les anesthésiques dans cette opération. D'abord l'opération n'est ni longue ni douloureuse ; et il est à remarquer que, dans les cas où l'on opère pour faire cesser un état très anxieux, les souffrances inhérentes à l'opération sont généralement moins vives. La sensibilité du sujet étant, en quelque sorte, épuisée par les angoisses que détermine la maladie, il paraît ressentir moins vivement les douleurs que détermine l'opération.

D'un autre côté, je ne conseillerai jamais l'emploi des moyens anesthésiques dans les affections qui portent un trouble plus ou moins profond dans l'exercice de la fonction respiratoire. Dans des conditions semblables, je crois que les agents anesthésiques peuvent rendre définitive une difficulté de respiration qui, de sa nature, n'était que momentanée, et j'ai la conviction que certains sujets, dont on s'est évertué à trouver la cause de mort dans les propriétés spéciales des agents anesthésiques ou dans le mélange de l'air ou des gaz avec le sang, sont tout simplement morts par asphyxie. Je conclus donc en disant que, dans l'opération de la trachéotomie, on ne doit jamais recourir aux agents anesthésiques.

INDICATIONS DE LA TRACHÉOTOMIE.

La trachéotomie est indiquée toutes les fois qu'il y a imminence de suffocation par un obstacle matériel à l'introduction de l'air dans la trachée.

Deux ordres de causes peuvent amener cet accident: d'une part, les corps étrangers; d'autre part, une série nombreuse d'affections qui nécessitent l'établissement d'une voie artificielle pour l'introduction de l'air dans les poumons.

Avant toutes choses, disons un mot du moment opportun pour l'opération. 1° Dans le cas où il y a certitude complète de l'existence d'un corps étranger dans la trachée, nous avons pour règle d'opérer sur-le-champ, si les autres moyens d'expulsion que l'art peut posséder sont restés impuissants, et en cas de sursis dans l'exécution de l'opération, de ne pas quitter le malade. 2° Dans tout autre cas que celui de corps étrangers, c'est le degré d'asphyxie de l'individu qui nous donne la mesure de la rapidité avec laquelle on doit agir.

Pourquoi cette hâte à opérer dans le cas de corps étrangers? L'expérience a prouvé que tout individu qui a un corps étranger dans la trachée est sous le coup d'une suffocation immédiate possible, alors même qu'il n'existe chez lui dans le moment présent aucun phénomène grave, aucun empêchement bien manifeste à la respiration. Mais cet individu, que vous voyez actuellement si calme, que vous seriez tenté de laisser à lui-même jusqu'à ce que de nouveaux accidents soient venus, en quelque sorte, vous forcer la main, cet individu peut tout à coup, dans un accès de toux et par un simple déplacement du corps étranger, être atteint d'asphyxie foudroyante, avant que vous ayez eu le temps de revenir près de lui. On a plaidé, nous le savons, en faveur d'une temporisation indéfinie. Cela ressort d'un très savant travail de M. Mondière de Loudun, qui a réuni un certain nombre d'observations d'individus porteurs de corps étrangers dans les voies aériennes, lesquels, n'ayant pas été opérés, ont cependant pu survivre et se rétablir complétement, après avoir gardé pendant un plus ou moins grand nombre d'années les corps dont il s'agit. Mais d'abord, ces faits se rapportent au côté, en quelque sorte, chronique de la question. Ils ne prouvent nullement que ce que nous affirmons n'existe pas, à savoir, le danger imminent d'une suffocation mortelle. Dans l'examen des faits du genre de ceux mentionnés par M. Mondière, on a laissé de côté les cas de mort, et ils sont nombreux, qui s'observent dans les premières périodes de l'introduction des corps étrangers dans les voies aériennes. Ainsi l'argumentation qui repose sur les faits de ce genre ne saurait rien conclure à l'endroit de ce qu'on peut appeler l'état aigu.

Maintenant nous disons même qu'au point de vue de la chronicité de ces corps étrangers, les faits cités par M. Mondière n'établissent point l'opportunité de l'abstention chirurgicale, et il suffit de lire avec quelque attention les observations, très curieuses du reste, qu'il rapporte, pour voir que ce n'est qu'à travers des accidents sans nombre et qui ont mis très longtemps leur existence en péril que les individus atteints ont pu arriver à la guérison spontanée. Ainsi notre affirmation est absolue à cet égard. Du moment qu'il y a corps étranger dans la trachée et que le chirurgien est appelé, il doit, séance tenante, obtenir d'une manière ou d'une autre la sortie du corps étranger. Que s'il ne veut pas agir immédiatement par la trachéotomie, il doit alors rester sans interruption auprès du malade sous peine de le laisser en danger de mort.

Notre intention n'est point ici de signaler les variétés nombreuses de corps étrangers qui peuvent pénétrer dans les voies aériennes. Une telle énumération, faite dans tous les livres classiques, n'aurait ici aucune utilité. Nous mentionnerons seulement, parmi les divisions qu'on pourrait établir, celle qui nous paraît susceptible de donner lieu à des indications pratiques. Nous voulons parler de la division des corps étrangers insolubles et fixes. Il est évident, en effet, que lorsqu'un corps étranger rapidement soluble s'est introduit dans le conduit aérien, l'opérateur peut s'abstenir de pratiquer la trachéotomie, à la condition, toutefois, qu'il ne s'éloignera pas du malade et qu'il se tiendra prêt à agir; dans le cas où la dissolution du corps étranger se faisant trop attendre, la suffocation deviendrait imminente et compromettrait sérieusement l'existence.

En dehors de cette circonstance, toutes les variétés connues de corps étrangers rentrent pour nous dans l'indication des corps étrangers considérés en général, indication que nous avons déjà formulée.

Toutefois nous ferons remarquer que, dans le cas où le corps étranger constitué par un objet analogue à une épingle ou à un clou serait perceptible à travers la trachée et l'enveloppe cutanée, on pourrait se dispenser de faire la trachéotomie, inciser directement sur le corps en question, et l'extraire en le saisissant par l'une de ses extrémités.

Dans cette question des corps étrangers, trois points seulement intéressent le praticien. Y a-t-il un corps étranger dans les voies aériennes? Doit-on l'extraire? Par quel genre d'opération convient-il de l'extraire?

La certitude de l'existence d'un corps étranger dans les voies aériennes est souvent fort difficile à acquérir. Le commémoratif, qui fournit des renseignements précieux à ce sujet, ne peut pas toujours être établi. Et d'autre part les causes d'accidents analogues à ceux que peut produire la présence d'un corps étranger dans les voies aériennes, surtout chez les enfants, sont assez fréquentes pour donner lieu à de grandes hésitations. Il convient donc de rappeler les circonstances susceptibles d'éclairer cette partie du diagnostic. Ces circonstances sont : 1° des accès de toux convulsifs et saccadés; 2° une douleur fixe que le malade rapporte à la partie des voies aériennes dans laquelle le corps étranger est arrêté; 3° le *grelottement* perceptible à l'oreille et à la main, signe sur lequel Dupuytren a insisté; 4° l'existence d'une douleur profonde sourde et générale; 5° la gêne de la respiration dans un des côtés de la poitrine; 6° enfin, suivant la remarque judicieuse de M. Barth, la diminution, voire même la cessation complète du murmure vésiculaire dans ce côté, coïncidemment à la persistance de la sonorité normale.

Avec l'ensemble de ces signes on peut arriver, sinon toujours, du moins dans un certain nombre de cas, à reconnaître non-seulement qu'il existe un corps étranger dans les voies aériennes, mais encore le lieu précis dans lequel il se trouve.

Doit-on extraire le corps étranger ? Nous nous sommes déjà suffisamment expliqué sur cette question.

Par quel genre d'opération convient-il d'extraire le corps étranger ? À cet égard, la doctrine que nous professons diffère tellement de celle qui a été enseignée jusqu'ici, que nous sommes obligé d'entrer dans quelques explications.

Nous commençons par établir que dans tous les cas, et quel que soit le siége actuel du corps étranger, il faut recourir d'emblée à la trachéotomie. Cela ne saurait faire l'ombre d'un doute pour les cas dans lesquels le corps se trouve dans la trachée ou dans les bronches. Car l'idée de retirer à travers une ouverture pratiquée au larynx les corps de ce genre n'a pu se présenter qu'à l'esprit de chirurgiens qui n'avaient jamais suffisamment réfléchi à la construction anatomique des parties ou aux difficultés du manuel opératoire. Mais si, comme on en a des exemples, le corps étranger est arrêté dans le larynx, soit au-dessus, soit au-dessous de la glotte, soit même dans les ventricules laryngés, n'y a-t-il pas lieu à une indication légitime pour tel ou tel genre de laryngotomie ?

Telle n'est pas notre opinion, et nous pensons que c'est encore à la trachéotomie qu'il faut avoir recours. D'abord, il faut bien comprendre que, pendant une opération du genre de celle qui consiste à extraire un corps étranger contenu dans le larynx, il peut survenir de nombreuses causes de suffocation, l'écoulement du sang, la chute même dans la trachée du corps étranger qu'on a l'intention de retirer du larynx.

Nous professons donc qu'avant toute chose, on doit pourvoir à la sûreté de la respiration, et cela ne peut se faire qu'à la condition d'avoir une ouverture trachéale permettant au besoin d'installer une canule pour pouvoir se livrer sans trouble à l'opération délicate qu'il s'agit d'exécuter sur le larynx. D'autre part, il faut remarquer qu'à travers l'ouverture que donne la trachéotomie, on peut parfaitement retirer de bas en haut certains corps étrangers arrêtés dans le larynx, ou les refouler dans le pharynx ou dans la cavité buccale.

Ainsi, nous disons qu'il faut dans tous les cas pratiquer la trachéotomie : 1° parce que, si le corps étranger occupe la trachée ou les bronches, c'est la seule opération proposable ; 2° parce que, dans le cas de corps étrangers laryngiens, elle vaut mieux encore que la laryngotomie pour faire atteindre le but ; 3° enfin, parce que, dans les cas où l'on aurait reconnu qu'il faut, de toute nécessité, agir directement sur le larynx, l'ouverture trachéale joue le rôle d'une soupape de sûreté propre à sauvegarder la vie du malade durant le cours d'une opération délicate et difficile dont une trachéotomie préalable facilite l'exécution.

Les corps étrangers retenus dans le pharynx, et surtout dans l'œsophage, peuvent devenir une cause d'asphyxie tellement imminente, que, si l'on est dans l'impossibilité de les extraire sur-le-champ, on doit recourir à la trachéotomie pour satisfaire à l'indication la plus urgente. On imite ainsi la conduite d'Habicot, qui pratiqua l'ouverture des voies aériennes chez un jeune homme menacé de suffocation pour avoir avalé quelques pièces d'or renfermées dans un linge.

Les obstacles autres que ceux qui dépendent de corps étrangers se rattachent à deux grandes catégories, ceux dans lesquels le conduit est obstrué, ceux dans lesquels il est comprimé et plus ou moins aplati.

Dans la première catégorie, celle des obstructions, nous rangeons les cas dans lesquels le conduit est obstrué par des obstacles sous-muqueux ou placés à l'intérieur même de la muqueuse.

Dans la seconde catégorie, nous plaçons les compressions exercées sur le conduit aérien par des tumeurs de diverses natures.

PREMIÈRE CATÉGORIE. — 1° *Tuméfaction de la langue.* Elle ne devient une indication pour la trachéotomie que dans les cas où, la tuméfaction s'étant prolongée jusqu'à la base de la langue, l'asphyxie est tellement imminente, qu'on n'a pas même le temps d'attendre l'effet des grandes incisions longitudinales qui, en pareil cas, doivent être pratiquées sur la face dorsale de l'organe.

2° *Engorgement aigu des amygdales.* — Les auteurs ont considéré l'engorgement des amygdales porté à un très haut degré comme pouvant donner lieu à l'indication d'ouvrir la trachée. Nous ne doutons certainement pas que l'engorgement suraigu d'amygdales hypertrophiées ne puisse amener une imminence de suffocation. Nous admettons que c'est sur des motifs très plausibles que des chirurgiens du siècle passé, tels que Shaw, Flajani, Pelletan, ont eu recours à la trachéotomie pour des cas de ce genre. Nous comprenons qu'à une époque où l'amygdalotomie n'avait point réalisé ses derniers progrès, Desault ait fait une tentative qui, bien que couronnée de succès, n'en est pas moins, chirurgicalement parlant, très peu digne de son auteur. Il recourut à l'introduction d'une sonde conduite des fosses nasales dans la trachée, pour subvenir à la respiration rendue difficile par un gonflement considérable des amygdales. Mais nous contestons de la manière la plus formelle l'opportunité de la trachéotomie en pareil cas.

Depuis que, dans les angines les plus aiguës accompagnées du resserrement des mâchoires, nous avons pratiqué avec un succès constant l'amygdalotomie, il est démontré pour nous, qu'aucun empêchement suffisant ne s'oppose à l'ablation des amygdales les plus volumineuses; soit qu'elles doivent leur excès de volume à l'hypertrophie, soit qu'elles le doivent à l'inflammation. Nous pouvons affirmer que les resserrements de la bouche les plus tenaces au premier aspect, cèdent toujours, en pareil cas, à l'emploi de notre dilatateur ou à l'action beaucoup plus puissante de la vis conique décrite dans notre travail sur les caries alvéolaires latentes (*Bull. gén. de thér.*, 15 septembre et 15 novembre 1851).

C'est donc, à notre avis, une indication de trachéotomie qu'il faudra rayer désormais, puisque l'obstacle, dû au défaut d'écartement des mâchoires, n'existe plus pour le praticien.

3° *Polypes du pharynx.* — Ce que nous avons dit de l'engorgement des amygdales doit être dit des polypes du pharynx. Avant qu'ils aient atteint les conditions dans lesquelles ils peuvent déterminer la suffocation, tout chirurgien prudent a dû les opérer depuis déjà longtemps.

Quant aux cas dans lesquels, ainsi que cela a été observé, un polype subitement détaché des fosses nasales ou de la partie supérieure du pharynx est venu obturer l'orifice supérieur du larynx, ce genre de faits rentré dans la catégorie des cas de suffocation par corps étrangers.

Laryngite œdémateuse. — L'angine œdémateuse ou œdème de la partie supérieure du larynx donne lieu à l'une des indications les plus légitimes de la trachéotomie. Dans un cas de ce genre nous avons eu recours à cette opération avec un plein succès, et nous rapporterons ici un résumé de l'observation qui a été publiée *in extenso* dans la *Gazette des hôpitaux*, n° du 13 octobre 1849. C'est dans ce cas que nous avons fait usage pour la première fois de notre ténaculum cricoïdien.

Il s'agit d'un homme de trente ans employé dans une fonderie, et qui souffrait depuis huit jours d'un mal de gorge avec altération de la voix.

Dans la nuit du 25 au 26 octobre 1848 et dans la journée du 26, des accès de suffocation avec anxiété extrême se manifestèrent. Chaque fois que le malade cherchait à avaler, il était pris d'un accès de suffocation. Ces accidents furent combattus par trois saignées, plusieurs applications de sangsues à la partie antérieure du cou, le tartre stibié, un large vésicatoire à la partie antérieure du cou, d'autres vésicatoires sur les parties latérales, etc.

A mon arrivée, je trouvai le malade la bouche largement béante, faisant entendre un ronflement comparable à celui que pourrait produire le passage de l'air à travers une ouverture à bords inégaux, et parfois une espèce de clappement analogue à celui d'une soupape qui se soulève avec peine et qui retombe aussitôt. En abaissant fortement avec une cuiller la base de la langue, on ne discerne rien autre chose qu'une sorte de boursouflement velouté et assez ferme de la muqueuse pharyngienne. Du reste, sonorité normale de la poitrine, rien à l'auscultation de cette cavité qu'un véritable ronflement comme celui d'une grosse corde de basse; pouls petit, faible et fréquent; face un peu turgide, pâle et livide comme dans les asphyxies lentes; yeux un peu saillants, comme infiltrés, mais sans éclat.

L'opération est décidée et exécutée sur-le-champ. Immédiatement après, la respiration se fait largement à travers la canule, et au bout de quelques instants le malade éprouve le bienfait d'un sommeil réparateur. Le lendemain, aucun accident.

Les jours suivants le mieux continue; le malade, qui était complétement aphone, a recouvré sa voix; la déglutition se fait sans difficulté.

Six jours après l'opération, on constate que lorsqu'on obture complétement la canule, la respiration peut se maintenir par le passage de l'air entre la canule et les parois de la trachée,

ce qui atteste que l'orifice supérieur du larynx est parfaitement libre.

Dès lors on se décide à enlever la canule.

Le neuvième jour après l'opération, la plaie est presque
entièrement cicatrisée. C'est avec l'assistance de MM. les doc-
teurs Carteaux et Grasset que j'ai opéré ce malade, et je l'ai
revu un an après dans un état de parfaite santé et sans aucun
trouble dans la voix.

C'est encore à l'angine œdémateuse que nous rapportons les
cas dans lesquels on a vu survenir la suffocation comme suite
de l'ingestion d'un liquide bouillant, particulièrement chez les
jeunes sujets. Du moins nous n'admettons pas, comme l'ont
fait quelques auteurs, que, dans les cas de ce genre, le liquide
ait pénétré dans l'intérieur du larynx, et nous pensons que
c'est à l'orifice supérieur de ce dernier que se sont principalement produites les lésions par suite desquelles l'opération est
devenue nécessaire.

5° *Inflammation chronique du larynx.* — L'inflammation
chronique du larynx, qu'elle reconnaisse pour cause, soit une
affection syphilitique, soit une diathèse tuberculeuse, soit toute
autre cause, justifie parfaitement l'emploi de la trachéotomie.

Il nous est arrivé plusieurs fois de prolonger pendant des
mois entiers l'existence de malheureux phthisiques atteints
de larges cavernes pulmonaires, existence qui avait été mise
en danger de la manière la plus pressante par des ulcérations
siégeant à la partie supérieure du larynx. Parmi les faits de
ce genre, nous citerons celui d'une femme qui vint à l'hôpital
la Riboisière, présentant des accès dans lesquels la suffocation était imminente.

La trachéotomie a été également pratiquée avec succès
chez une femme syphilitique dont nous résumerons ici en
quelques mots l'observation.

OBSERVATION 1.ʳᵉ. —Delarue (Marie), âgée de cinquante et un ans, journalière,
à la suite de chancres développés sur les parties génitales, a présenté des abcès
au cou, une perforation de la voûte palatine et tous les symptômes généraux qui
caractérisent la syphilis constitutionnelle. A ces accidents se joignent des accès

de suffocation paraissant résulter d'une affection chronique du larynx de la même nature que les phénomènes précédents. On pratique la trachéotomie à l'hôpital Saint-Antoine où la malade avait été reçue, et la canule est placée.

Nous gardons cette femme dans le service environ huit à neuf mois. Chaque fois que l'on tente d'enlever la canule, la respiration s'effectue avec un sifflement très intense ; il y a une dyspnée fort grande et imminence de suffocation.

Lorsque la malade veut se faire entendre, elle ferme avec le doigt l'orifice de la canule. Elle rend beaucoup de services dans la salle, de ceux-là même qui exigent un certain degré d'efforts.

6° *Catarrhe suffocant.* — Il est une indication de trachéotomie qui n'a point été mentionnée par les auteurs, et qui nous a paru cependant d'une légitimité incontestable au lit du malade. Nous voulons parler de ces cas d'hypersécrétion bronchique se déclarant tout à coup et avec une telle abondance chez les jeunes sujets, qui, comme on le sait, expectorent très difficilement ; que la vie ne tarderait pas à s'éteindre si l'art n'intervenait pour offrir une dérivation salutaire à ces flots de liquide dont est gorgé tout le système trachéo-bronchique. Le fait suivant nous a paru un fort bel exemple de cette curieuse affection.

OBSERVATION 2°. — *Trachéotomie dans un cas de catarrhe suffocant par hypersécrétion bronchique.* — Le nommé Charrière (Louis), âgé de dix-huit mois, est apporté par sa mère à l'hôpital Saint-Antoine, le 14 février 1853.

Cet enfant, au moment de son entrée, est en proie à une dyspnée tellement intense, qu'on n'a pas l'idée qu'un pareil état puisse se prolonger plus de deux ou trois heures sans amener la mort du petit malade ; aussi sa mère, quand on lui parle de l'opération, n'oppose-t-elle aucune résistance. Voici, du reste, ce que nous observons :

Quoiqu'il y ait quelques apparences de croup, on ne trouve, à l'inspection, aucune trace de fausses membranes, seulement une rougeur vive de la gorge ; râles muqueux abondants, perceptibles dans toute l'étendue des poumons.

L'opération fut décidée et exécutée sur-le-champ. Après une tentative d'implantation qui ne donna pas un résultat suffisamment précis, une très petite incision tégumentaire fut pratiquée et permit une seconde implantation faite à coup sûr. Après quoi, ponction, débridement, dilatation et placement de la canule sans aucune difficulté.

Quelques instants après que la canule eut été placée, l'enfant, qui était excessivement faible, quoiqu'il n'eût perdu qu'une très petite quantité de sang, eut un moment d'asphyxie, dont il fut promptement tiré par quelques insufflations, et par des pressions alternatives sur la poitrine et sur le ventre. Immédiatement après l'opération, la respiration devint moins laborieuse, un peu vésiculaire; on entendait des râles muqueux et crépitants dans une foule de points, comme si la masse des deux poumons était intéressée par une lésion partout répandue.

Une circonstance assez remarquable chez ce petit malade, c'est la prodigieuse abondance des mucosités qui obturaient presque complétement la trachée, se reproduisant avec une surprenante rapidité quand on était parvenu à en obtenir l'expulsion. Looch blanc avec kermès; frictions sur tout le corps avec la teinture de quinquina chaude; vésicatoire entre les épaules.

Le soir, pouls tellement fréquent qu'il ne peut être compté d'une manière satisfaisante; fréquence de la respiration qui est bronchique, matité à droite; engouement des bronches et du poumon; disposition syncopale par moments, puis expulsion des mucosités et retour du petit malade à lui-même après cette expulsion.

Le 16, la mère de l'enfant, qui avait été admise avec lui pour le veiller, veut, malgré nos instances, quitter l'hôpital.

Nous avons revu l'enfant presque tous les jours, et, dans les premiers jours d'avril, six semaines après l'opération, il paraissait hors de danger; seulement chaque fois qu'on a voulu enlever la canule, ce qui a eu lieu à deux reprises, l'enfant a été pris aussitôt comme d'un flux de mucosités bronchiques avec imminence d'asphyxie, de telle sorte que, même au bout de six semaines à partir de l'opération, il n'a pas encore été possible de lui retirer définitivement la canule.

Vers le 25 avril, la canule fut retirée sans aucun des accidents observés jusque-là.

Le 27 avril l'enfant était très bien.

Tout imparfaite qu'elle est au point de vue du diagnostic, cette observation ne nous a laissé aucun doute sur l'urgence et l'efficacité de l'opération, puisque l'enfant allait périr asphyxié quand la chirurgie est intervenue.

7° *Polypes du larynx.* — Les polypes du larynx, dont Lieutaud a rapporté deux exemples fort curieux (*Historia anatomico-medica*), l'un chez un homme de trente ans, l'autre chez un enfant de douze ans, doivent encore être rangés parmi les affections qui peuvent nécessiter la trachéotomie.

8° *Croup.* — L'indication de recourir à la trachéotomie dans le croup n'est pas chose nouvelle, ainsi que le pensent quelques médecins. Dans le cours du xviii° siècle, plusieurs auteurs l'avaient déjà conseillée de la manière la plus formelle, et en précisant que c'était bien pour la véritable affection croupale, puisque c'est dans une monographie sur le croup due à Francis Home (*On inquiry into the nature, cause and cure of the croup,*

Edinburgh, 1765), que se trouvent à la fois et la description de la maladie et l'indication positive de recourir à l'ouverture des voies aériennes. En 1771, Crawford conseille cette opération d'une manière non moins formelle lorsque les paroxysmes se succèdent avec violence, et qu'il y a imminence de suffocation. (*Dissert. de cynanche stridula.* Edimb., 1771.)

En 1778, Michaëlis donna également le conseil d'y recourir, mais seulement dans la deuxième période de la maladie. (*Dissert. de angina polyposa seu membranosa.* Gœttingæ, 1778.)

Il est incontestable aujourd'hui que la première opération de trachéotomie faite avec succès dans un cas de croup pseudo-membraneux a été pratiquée à Londres avant 1787. Andrew, chirurgien de Londres, exécuta cette opération de la manière suivante :

Il commença par diviser les téguments à l'aide d'une section longitudinale étendue de la glande thyroïde au sommet du sternum, et d'une longueur d'environ trois travers de doigt. La trachée ayant été ensuite habilement découverte, il coupa transversalement la membrane qui unit le deuxième et le troisième anneau de ce conduit, et pratiqua une autre incision semblable entre le quatrième et le cinquième anneau, de sorte que deux anneaux se trouvaient compris entre les deux incisions transversales. Au moyen de deux autres incisions latérales, partant des deux premières, il enleva un morceau quadrangulaire de la trachée. Il résulta de là une ouverture propre non-seulement à l'accomplissement de l'acte respiratoire, mais encore à l'expulsion des concrétions membraneuses qui déterminaient la suffocation. Par cette ouverture il sortit aussitôt une grande quantité de pus, mais point de fausses membranes. Deux jours après, un lambeau de fausse membrane s'échappa de lui-même par l'hiatus artificiel, et ce qu'il en restait dans le conduit put être extrait avec les doigts.

L'enfant se rétablit parfaitement dans l'espace de 15 jours.

En 1808, Caron, dans son *Traité du croup* et dans son *Examen du Recueil des faits publiés par l'École de médecine*, démontra l'utilité de la trachéotomie dans le croup.

En 1825, M. Bretonneau, après six opérations infructueuses, en vit une septième couronnée de succès. Encouragé par ce résultat, il pratiqua nombre de fois la trachéotomie, et fut imité plus tard par MM. Trousseau, Guersant et un si grand nombre de praticiens, qu'aujourd'hui l'indication d'opérer dans le croup est entrée dans le domaine de la pratique générale.

A la vérité, nous devons faire remarquer que parmi les cas cités comme exemples de succès de la trachéotomie dans le croup, il en est un certain nombre qui se rapportent à tout autre chose qu'à des laryngites pseudo-membraneuses. Ainsi la relation de certains faits ne permet pas de douter qu'on ait eu affaire à des laryngites striduleuses, à des amygdalites couenneuses dans lesquelles la pseudo-membrane ne s'était point encore étendue dans la cavité du larynx, à des angines œdémateuses, etc. Nous n'admettons comme cas de succès de la trachéotomie dans le croup que ceux dans lesquels il est bien établi par une description suffisamment détaillée, que des pseudo-membranes laryngées, trachéales ou bronchiques ont été expulsées par la plaie de l'opération ou par la canule.

Ceci nous conduit à discuter la question d'opportunité de l'opération, eu égard aux diverses périodes de la maladie.

Pour nous, voici quelle est la règle de conduite.

Du moment que, coïncidemment avec l'existence de pseudo-membranes visibles par l'examen du fond de la gorge, il y a une gêne croissante de la respiration, nous n'hésitons pas à pratiquer la trachéotomie.

Attendre que les symptômes de suffocation et d'asphyxie soient portés à un degré tel que la mort est imminente, attendre par conséquent que des altérations anatomiques aient eu le temps de s'établir d'une manière peut-être irrévocable dans le tissu du poumon, nous paraît une expectation très peu rationnelle. C'est la gêne de la respiration coïncidant avec l'existence non douteuse de pseudo-membranes pharyngiennes qui nous sert de critérium pour l'opération, car nous n'avons jamais opéré sur la seule indication de l'existence de pseudo-membranes pharyngées, toutes les fois que la liberté de la respiration n'était pas sérieusement menacée. Nous avons vu un trop grand nombre de cas dans lesquels il a suffi de simples attouchements avec la solution de 5 grammes de nitrate d'argent sur 30 grammes d'eau distillée dans des cas d'angines couenneuses, pour ne pas regarder comme prématurée, et même superflue, toute trachéotomie qui serait faite avant qu'un embarras spécial de la respiration n'indiquât d'une manière positive que cette fonction est menacée ; opérer plus tôt, ce serait un moyen trop facile d'entasser des cas de succès presque assurés.

À l'égard de la dose à laquelle nous employons la solution de nitrate d'argent que nous préférons à tout autre caustique, ce en quoi nous sommes tout à fait d'accord avec M. Blache, nous ferons remarquer que, dans notre opinion, les cautérisations plus énergiques nous paraissent avoir de très graves inconvénients.

Elles ajoutent le danger des eschares à celui des pseudo-membranes ; elles déterminent des empoisonnements, et nous sommes certain, pour avoir constaté *de visu* l'état de la gorge chez des sujets soumis à ces cautérisations exagérées, que, si les cautérisations pharyngiennes ont sauvé les malades dans certains cas, il en est d'autres où elles ont concouru à donner la mort.

L'observation suivante est un bel exemple de guérison du croup dans un cas où les pseudo-membranes envahissaient non-seulement le larynx, mais encore la trachée jusqu'à la bifurcation, et très sûrement aussi les grosses bronches jusqu'à une profondeur qu'on ne peut pas déterminer.

Du moins savons-nous que des tubes membraneux, qui n'avaient pu être formés que dans les bronches dont ils représentaient le calibre par leur dimension, ont été expulsés par la canule.

OBSERVATION 3ᵉ. — *Trachéotomie à la période ultime d'un croup pseudo-membraneux avec prolongation des fausses membranes dans la trachée et dans les divisions bronchiques. Guérison.* — Jouklet (Joséphine), âgée de dix ans, rue de la Muette, n. 1, entre à l'hôpital Saint-Antoine le 8 février 1853, salle Sainte-

Marthe, n. 15. — Cette enfant, douée d'une physionomie très intelligente, de tempérament lymphatique et portant dans sa constitution chétive la trace des privations, a été prise, il y a trois jours de tous des symptômes du croup; mais c'est seulement dans la nuit du 7 au 8 février qu'elle fut en proie à une dyspnée qui survint vers deux heures du matin et se continua jusqu'à l'heure où on l'apporta à l'hôpital (8 heures du soir).

A son arrivée, face anxieuse, pâle; regard languissant et morne, presque éteint; pupille dilatée; les yeux se portent souvent vers la partie supérieure et interne de l'orbite; paupières à demi-fermées semblant ne plus avoir la force ni de s'ouvrir ni de se clore complétement; état général de torpeur et de demi-somnolence; par instants les narines font effort pour se dilater. La bouche est, du reste, constamment fermée et la respiration exclusivement nasale. Langue blanche, humide; rougeur arborescente de l'arrière-gorge; on y remarque quelques points blanchâtres entourés d'une auréole opaline légèrement transparente; le centre est plus élevé, plus blanc, plus opaque. Sur les parties latérales de la luette, qui est légèrement tuméfiée, se voient deux couches pseudo-membraneuses formant bordures latérales en avant, où elles sont séparées, tandis qu'en arrière, la concrétion couenneuse est tout d'une pièce.

La peau est couverte d'une sueur perlée, froide, occupant surtout les sillons de la face. Extrémités froides. La petite malade semble éprouver à la trachée une gêne qui lui fait porter souvent la main à la région antérieure du cou comme pour ôter un corps étranger. Respiration à 39. Pouls irrégulier, petit, à 118. L'inspiration, sensiblement plus courte que l'expiration, est rauque et voilée; cette dernière est sifflante.

L'enfant, antérieurement à son entrée à l'hôpital, avait rendu un fragment de pseudo-membrane. La toux, qui est rauque, amène parfois l'expectoration de mucosités filantes; l'aphonie est complète; parfois on entend un bruit de gloussement quand l'inspiration est plus difficile. A la percussion, la poitrine résonne mal et offre une sorte de matité diffuse; nous insistons sur ce point, parce qu'après l'opération, la percussion, répétée de nouveau, a donné un timbre beaucoup plus clair. C'est, si l'on veut, une nuance, mais cette nuance nous a paru nettement accusée.

A l'auscultation, il se produit une sensation de froitement rude dans le larynx et la trachée; il n'y a nulle part de murmure vésiculaire; on n'entend plus que de gros râles humides qui semblent avoir pour siége les premières divisions bronchiques. Par moments, l'enfant se cramponne aux draps comme cherchant à y prendre un point d'appui pour mieux respirer. Les muscles du cou se contractent spasmodiquement. Enfin, il y a déjà émission involontaire des urines, ce qui, joint à l'état des pupilles, indique le collapsus précurseur d'une asphyxie complète.

Lorsque l'enfant eut été couchée et réchauffée, vers les neuf heures, il y eut un semblant d'amélioration qui ne dura pas longtemps. A dix heures, la dyspnée redevint violente, l'aphonie complète, l'asphyxie imminente. Sinapismes, frictions irritantes, 1 gramme d'ipéca; l'enfant ne vomit point, malgré le soin qu'on a dû titiller la luette.

M. Chassaignac fut mandé à onze heures et demie du soir, et malgré le peu de chances de succès que parut offrir l'opération, il se résolut à la pratiquer. Après avoir attentivement observé la région antérieure du cou, il implanta d'emblée à travers la peau un ténaculum qui pénétra immédiatement au-dessous du bord inférieur du cartilage cricoïde. A ce premier instrument, il substitua sur-le-champ le ténaculum cricoïdien ; après s'être assuré que la trachée était solidement saisie, il y plongea directement un bistouri aigu et agrandit aussitôt avec le bistouri boutonné la ponction qui venait d'être faite. Après cela, il introduisit sans difficulté un dilatateur coudé, et à ce moment fut lancé au dehors un large lambeau de pseudo-membrane, puis la canule fut placée.

De nouvelles pseudo-membranes sortirent encore ; bientôt l'enfant respira ; les pupilles se contractèrent presque immédiatement. L'expansion vésiculaire redevint perceptible, s'accompagnant de râles humides ; la matité diffuse dont nous avons parlé diminua sensiblement ; le pouls descendit à 96 et la respiration à 32 ; puis l'enfant s'endormit après avoir pris un peu de vin sucré et de bouillon. Frictions aromatiques chaudes sur tout le corps.

Parmi les fausses membranes expulsées, deux étaient manifestement tubulées, ainsi qu'on le démontra par l'introduction d'un stylet. L'une d'elles, large de 3 centimètres, longue de 6 à 7, était striée longitudinalement, jaunâtre et recouverte d'un peu de sang ; la seconde, beaucoup plus petite, bifide à l'une de ses extrémités, semblait appartenir à des divisions bronchiques secondaires. La nuit fut calme.

Le 9 février, de nouvelles fausses membranes sont expulsées à travers la canule : elles ont une face striée, l'autre tomenteuse ; elles sont plus blanches que les premières ; mucosités abondantes, respiration bonne ; plus de matité ; le soir un peu de fièvre.

Le 10, l'amélioration continue. Looch blanc avec 20 centigrammes de kermès.

Le 14, crachats rouillés. Les frictions aromatiques qui avaient été continuées jusque-là, sont remplacées par des frictions avec la teinture de quinquina.

Le 16, la respiration devient un peu plus difficile ; il y a toujours un peu de fièvre le soir.

Le 17, un peu de matité à droite. Ventouses sèches.

Le 18, un peu d'amélioration. Même traitement. Abondance de mucosités purulentes avec des parcelles pseudo-membraneuses de plus en plus minces.

Le 20, les mucosités diminuent et deviennent catarrhales.

Le 24, l'enfant va mieux. Elle est toujours pâle, sans appétit.

La canule est retirée. Dans l'après-midi la voix revient, les lèvres de la plaie tendent à se juxtaposer. Après l'enlèvement de la canule, les mucosités deviennent moins abondantes. Huile de foie de morue. Iodure de fer.

Le 28, l'air ne passe plus par la plaie.

Un mois après, dans les premiers jours d'avril, l'enfant, qui était restée pendant une quinzaine de jours pâle et triste, a repris de l'embonpoint, de la gaieté, de l'animation. Elle est donc aujourd'hui parfaitement guérie de sa maladie, de l'opération et de ses suites.

Cette observation prouve que, quelle que soit la gravité des accidents au moment de l'opération, il ne faut pas renoncer à l'espoir de sauver un enfant arrivé à la période ultime du croup. Cette petite malade était assurément, de tous les jeunes sujets opérés par nous, celle qui paraissait avoir le moins de chances en sa faveur, et cependant l'opération a été couronnée d'un plein succès.

En regard de l'observation précédente, nous rapporterons celle qui va suivre comme exemple de l'impuissance radicale à laquelle est vouée la trachéotomie dans certains cas.

OBSERVATION 4ᵉ. — *Trachéotomie dans un cas de croup, mort cinq jours après l'opération. Oblitération presque complète des divisions bronchiques par les produits pseudo-membraneux, constatée à l'autopsie.* — Guidet (Julien), âgé de onze ans, est apporté à l'hôpital Saint-Antoine, le 12 février 1853. — C'est un enfant fortement constitué, de tempérament sanguin, n'ayant éprouvé aucune maladie grave antérieure.

L'an dernier, cependant, à la suite d'une immersion prolongée des mains dans l'eau froide, il survint chez ce garçon un œdème des membres inférieurs qui ne recouvrèrent leur volume normal qu'au bout de quinze jours et après l'emploi de purgations répétées.

Ce petit malade était atteint depuis quinze jours d'une affection de poitrine caractérisée par des quintes de toux fréquentes, par le rejet de crachats muqueux, le tout s'accompagnant d'un appareil fébrile modéré.

Le 11 février, la toux, devenue plus fréquente, s'accompagna de dyspnée; presque toutes les boissons étaient rejetées par vomissement. Cet état se prolongea la nuit suivante et dans la journée du 12 février.

Il entre le soir du même jour à l'hôpital et l'on constate l'état suivant : Respiration très pénible, sifflante; les puissances inspiratrices agissent avec une force remarquable; les inspirations sont très longues; fréquemment le malade est pris par accès d'une toux très retentissante, rappelant par ses caractères l'aboiement d'un jeune chien. L'aphonie est complète; le murmure vésiculaire se perçoit encore, mais il a de la rudesse. Absence complète de matité. L'examen de l'arrière-gorge ne fait reconnaître l'existence d'aucune fausse membrane; les efforts de toux n'en ont point rejeté au dehors.

M. Chassaignac, prévenu immédiatement, pratique l'opération deux heures après l'entrée du malade.

Procédé opératoire. — On a augmenté la résistance du plan que forme le lit au moyen d'une toile cirée très forte recouverte d'une alèze. — L'enfant est dans le décubitus dorsal, le cou repoussé en avant par un coussin très ferme préparé extemporanément au moyen d'une autre alèze maintenue en rouleau condensé par l'application de lacs à fracture. L'opérateur, placé à droite et ayant reconnu très exactement la situation du cartilage cricoïde qu'on sent toujours à travers les téguments, introduit successivement au-dessus du bord inférieur de ce cartilage, d'abord le ténaculum ordinaire, puis l'érigne cricoïdienne. Une ponction est ensuite faite à la trachée avec un bistouri à pointe aiguë dirigé par la cannelure de l'érigne. Dans un second temps, l'ouverture du conduit aérien est agrandie avec le bistouri boutonné ; puis les lèvres de la plaie trachéale étant écartées avec le dilatateur, la canule est introduite par un aide.

Au bout de quelques instants le malade fut soulagé. Quelques efforts de toux expulsèrent le sang qui s'était épanché dans les bronches au moment de l'incision et déterminèrent la sortie de trois fausses membranes à travers la canule. Bientôt enfin l'enfant, chez lequel la dyspnée avait cessé, pouvait s'asseoir dans son lit et prendre ses boissons de la main des sœurs du service.

On profite de cette position assise pour pratiquer l'auscultation et la percussion du thorax. La respiration est vésiculeuse partout ; quelques râles souscrépitants qu'on entend çà et là paraissent dus à la présence du sang dans les bronches. Sonorité normale.

Les membranes dont nous avons parlé sont d'un blanc rosé, leur surface interne est parfaitement lisse ; l'autre, au contraire, légèrement inégale, présente un grand nombre de petits pertuis.

Le 13, la nuit a été calme. Sommeil très peu interrompu. La trachée s'est débarrassée de mucosités visqueuses au milieu desquelles on a pu reconnaître des pseudo-membranes nouvelles. Le faciès n'a présenté aucune trace des anxiétés de la veille. Pouls modérément fréquent. Pas de selles. Frictions sur les membres avec la teinture de quinquina chaude. Looch blanc avec kermès.

Le 14, pouls légèrement fébrile ; respiration un peu fréquente. Au sommet, pas de matité. La toux est très fréquente et s'accompagne d'un bruit qui semble indiquer dans la trachée la présence de mucosités tenaces. Une sonde de gomme élastique est introduite par la canule dans le but d'exciter une toux vive et saccadée. On voit bientôt, en effet, s'échapper au milieu des mucosités un tube pseudo-membraneux de 3 centimètres de longueur, après quoi le calme se rétablit. — Quinquina ; kermès ; emplâtre de diachylon entre les deux épaules.

Le 15, toux fréquente, respiration moins libre que la veille ; mais dans la nuit du 15, vers trois heures du matin, l'enfant est pris tout d'un coup d'anxiété, de suffocation. Appelé immédiatement, M. Bailly le trouve à genoux sur son lit, faisant de violents efforts d'inspiration ; les joues sont violacées, le visage est inondé de sueur. L'air, en traversant la canule, produit un bruit retentissant. — L'auscultation fait reconnaître un affaiblissement notable du murmure respiratoire qui est devenu sifflant et rude au sommet des poumons, presque nul à la base ; des râles ronflants sont perçus dans différents points.

Une sonde élastique, introduite profondément dans la trachée, paraît produire un peu de soulagement, peut-être en déplaçant quelques pseudo-membranes. L'anxiété diminue, le malade peut se recoucher ; on le quitte dans un état plus satisfaisant ; mais au bout d'une heure on est rappelé près de lui : il est de nouveau en proie à des accidents de suffocation, et il expire deux heures après.

Autopsie après 24 heures. — Les téguments présentent une teinte légèrement bleuâtre, bien plus prononcée aux mains où elle est livide. Les poumons, examinés après avoir été détachés avec soin, présentent un engouement très prononcé du lobe inférieur droit. Sur le bord tranchant des deux poumons on trouve les lobules isolés et, en quelque sorte, disséqués par une infiltration d'air dans le tissu cellulaire qui les réunit. (On avait pratiqué l'insufflation à travers la canule, immédiatement après l'opération.)

Le calibre de la trachée et des bronches est rétréci par des pseudo-membranes de 1 millimètre d'épaisseur environ. La muqueuse sous-jacente est rouge et injectée par une arborisation très fine.

La bronche droite est presque complétement oblitérée par des fragments de fausses membranes qui y ont été peut-être refoulés par l'introduction de la sonde élastique. Les ganglions bronchiques, ceux surtout qui entourent la trachée, ont un volume considérable, leur tissu est un peu induré et coloré d'un rouge vineux.

Le cœur, surtout à droite, renferme une certaine quantité de sang noir et coagulé. Le poumon en est aussi imprégné.

En voyant combien la production pseudo-membraneuse avait été abondante chez cet enfant, et au simple aspect des bronches en quelque sorte bourrées de fausses membranes en couches multiples et emboîtées, on comprenait tout d'abord que l'opération avait dû être vouée à un insuccès inévitable. Les observateurs auxquels le poumon s'est offert dans un état semblable à celui que nous avons rencontré chez cet enfant, doivent être portés à considérer l'opération de la trachéotomie comme radicalement impuissante dans l'affection croupale.

Il n'est plus permis aujourd'hui, après les témoignages qui ont été produits, de repousser l'emploi de cette opération ; mais il faut bien convenir, à son sujet, que, s'il est des croups pour lesquels l'opération est efficace et sauve incontestablement le malade, il en est d'autres dans lesquels elle est vouée à une complète et radicale impuissance. Le desideratum de la pratique serait donc qu'il y eût des moyens diagnostiques propres à faire distinguer au lit du malade les cas dans lesquels la production pseudo-membraneuse est abondante, commune à toutes les divisions bronchiques, et enfin reproductible en couches multiples, de ceux dans lesquels elle est limitée à la trachée et aux premiers tuyaux bronchiques.

Les cas de la première espèce excluraient d'emblée l'opération. Dans ceux de la seconde, on obtiendrait, selon toute apparence, des succès assez nombreux pour dissiper les doutes et les dénégations les plus réfractaires. Malheureusement le diagnostic ne paraît mettre, jusqu'à ce moment, aucune différence caractéristique et bien appréciable entre ces deux espèces de cas. Il est même permis de s'étonner de cette particularité ; car, à ne considérer les choses que du point de vue théorique, il semblerait que des différences tranchées devraient séparer les résultats de l'auscultation dans l'un et dans l'autre cas. L'esprit peut à peine concevoir comment, avec des bronches presque toutes revêtues intérieurement de tubes membraneux, on voit le type respiratoire se conserver au degré où on l'observe dans certains cas. Il y a là un sujet de méditation profonde pour les hommes qui ont apporté de nos jours dans l'étude de l'auscultation tant de persévérance et d'habileté. Toutefois nous ne devons pas oublier que M. Barth a déjà fourni dans cette voie des renseignements d'un haut intérêt et dont l'exactitude est garantie par le soin scrupuleux que ce savant observateur apporte dans l'étude des faits.

DEUXIÈME CATÉGORIE. 1° *Plaies pénétrantes du cou.* — Les plaies pénétrantes du cou peuvent donner lieu à des indications très bien fondées pour la trachéotomie ; mais il importe de distinguer avec soin les modes très différents suivant lesquels se produit la suffocation. Celle-ci peut menacer les jours du malade soit au moment même de la blessure, soit un peu plus tard, en donnant lieu, dans le premier cas, à l'obturation immédiate des voies aériennes par des corps qui jouent le rôle de corps étrangers, dans le second, à la compression consécutive des mêmes voies par le gonflement inflammatoire.

Aux cas de la première espèce se rattachent ceux où le sang fait irruption dans les bronches et ceux dans lesquels une portion détachée des cartilages vient former corps étranger plus ou moins mobile. Nous devons rappeler ici les cas où l'hémorrhagie, se faisant dans la trachée à la suite d'une plaie du cou, produit la suffocation. Dans l'observation suivante empruntée à Morgagni, on peut supposer que l'hémorrhagie a déterminé la suffocation et la mort qui s'ensuivit : « Un homme fut blessé à la partie inférieure du cou ; la plaie » que l'arme avait faite en entrant était à peine éloignée d'un » pouce de la plaie de sortie. La mort survint promptement, » précédée par des symptômes de suffocation. » (Morgagni, *De sedibus et causis morborum*, épist. 53.)

Les cas dans lesquels l'épiglotte, divisée à la base, tombe sur l'orifice supérieur du larynx, ne paraissent pas très rares. Larrey a rapporté plusieurs faits de ce genre, et entre autres l'observation d'un blessé qui, près de succomber par suffocation, ne dut son salut qu'à l'incision du cartilage thyroïde pratiquée par M. Emangard. (Larrey, *Clin. chir.*, t. II, p. 153, observ. 8.)

M. Houston a vu également un homme qui s'était ouvert la gorge d'un coup de rasoir, près de succomber parce que l'épiglotte, divisée à sa base, tombait sur l'orifice extérieur du larynx et causait de la suffocation. (*Dublin's hospital reports*, 1820, t. V, p. 315.)

Voici enfin quelques exemples d'asphyxie déterminée par le gonflement et l'inflammation des parties qui avoisinent les voies aériennes : Un jeune homme, observé par Habicot, fut frappé de vingt-deux coups d'épée et de couteau à la tête, au visage, à la gorge, etc. Le soir du jour même de la blessure, le malade était près de suffoquer par l'inflammation et le gonflement survenus à la gorge, ce qui détermina le chirurgien à faire une ouverture à la trachée-artère, au-dessous de la plaie qui répondait à la partie supérieure du larynx. La respiration fut rétablie sur-le-champ et la guérison était parfaite trois mois après. (Sabatier, *Méd. opératoire*, 3ᵉ édit., t. IV, p. 72.) Larrey pratiqua également la laryngotomie pour remédier aux accidents de suffocation survenus cinq jours après la blessure chez un sous-officier de la garde, qui avait reçu en duel un coup d'épée à la partie latérale droite du larynx. (Larrey, *loc. cit.*, t. II, p. 135.)

Enfin, les plaies du cou peuvent donner lieu à l'indication de la trachéotomie dans des circonstances particulières, ainsi que nous avons été à même de l'observer dans un cas très grave où la suffocation était imminente. Voici l'observation :

Le samedi 22 mai 1852, on apporte à l'hôpital Saint-Antoine un homme de trente-quatre ans, vigoureusement constitué, qui, dans un accès de désespoir, s'était coupé la gorge avec un rasoir.

A la partie antérieure du cou existe une plaie transversale de 8 centimètres de largeur, limitée à chaque extrémité par le bord interne des sterno-mastoïdiens. Elle siége précisément entre l'os hyoïde et le bord supérieur du cartilage thyroïde, et comprend l'extrémité supérieure de tous les muscles de la région sous-hyoïdienne, le constricteur inférieur du pharynx et la membrane thyro-hyoïdienne jusqu'aux grandes cornes du cartilage thyroïde.

L'hémorrhagie a été peu considérable ; les carotides sont parfaitement intactes. L'état du malade est des plus graves. La respiration est anxieuse, le pouls faible et un peu accéléré ; déjà de l'emphysème commence à se montrer autour de la plaie.

A l'aide d'un ténaculum on accroche l'os hyoïde et l'on essaie de le mettre en rapport avec le cartilage thyroïde, mais des mouvements spasmodiques déterminés par le contact des doigts, des instruments et des fils avec l'extrémité supérieure de la glotte, rendent l'opération impossible. Comme d'ailleurs l'écoulement du sang et des mucosités ainsi que le gonflement des parties molles obstrueraient nécessairement plus tard l'orifice supérieur du larynx, on se décide à pratiquer la trachéotomie.

La canule une fois en place, on affronte les bords de la plaie par un mode particulier de suture que nous n'avons pas à décrire ici.

Immédiatement après l'opération, la respiration se fait avec facilité, la déglutition est possible, quoique pénible et douloureuse.

Mais les jours suivants les symptômes généraux s'aggravent, une infiltration purulente a lieu dans toute la région du cou. Un épanchement se fait dans la plèvre droite, et le malade succombe, au milieu d'une stupeur et d'une prostration profondes, six jours après l'accident. (Voy., pour l'observation complète, *Gaz. des hôp.*, n° du 5 août 1852.)

2° *Tumeurs.* — Parmi les tumeurs qui compriment la trachée et qui donnent lieu à l'indication de la trachéotomie, nous noterons l'emphysème du cou, les tumeurs cancéreuses, les tumeurs scrofuleuses, les kystes du cou, les anévrysmes.

A. *Emphysème.* — L'emphysème du cou peut donner lieu à l'indication d'ouvrir la trachée. C'est ce qui a lieu dans les cas où la tuméfaction est assez considérable pour comprimer ce conduit et déterminer la suffocation. A. Paré rapporte l'observation d'un homme chez lequel un coup d'épée détermina une plaie de la trachée. Cette plaie, ayant été réunie au moyen de la suture, produisit un emphysème général qui faillit faire périr le blessé. (*OEuvres chirurgicales*, par J.-F. Malgaigne, Paris, 1840, t. II, p. 94.)

B. *Tumeurs cancéreuses*. — Des tumeurs cancéreuses développées sous le feuillet profond de l'aponévrose cervicale, le long des vaisseaux carotidiens, peuvent devenir pour la trachée une cause de déformation et de compression capable de déterminer des phénomènes asphyxiques. Quoique réduite dans ces cas au rôle d'une manœuvre palliative et à effet temporaire, la trachéotomie peut être imposée par l'imminence des accidents, quitte à chercher plus tard à attaquer la cause elle-même. Toutefois, dans l'ordre de succession des indications, celle qui se rapporte à l'ablation de la tumeur, doit toujours prendre le pas sur celle qui consiste à ouvrir le conduit. La première donne un résultat définitif et s'attaque directement à la cause ; la deuxième n'est qu'un palliatif, précieux assurément, mais enfin ce n'est qu'un palliatif.

C. *Tumeurs scrofuleuses*. — Ces sortes de tumeurs, lorsqu'elles acquièrent un volume considérable, peuvent aussi déterminer la mort par asphyxie. M. Moulinié a vu la mort survenir de cette manière chez une jeune fille de dix-sept ans chez laquelle d'énormes tumeurs scrofuleuses se développèrent sur les côtés du cou. (Moulinié, *Considérations cliniques sur les engorgements*, 1840, p. 76.)

Beaucoup de ces dégénérescences, soit strumeuses, soit carcinomateuses, se prolongent le long des gaînes du cou jusque dans le médiastin, où elles se confondent avec des masses quelquefois plus considérables encore, et alors l'obstacle à la respiration n'a pas seulement pour point de départ la compression de la trachée ou du larynx ; il se trouve ainsi au-dessus de toutes les ressources de l'art.

D. *Kystes du cou*. — Il est permis de remédier, à l'aide de la trachéotomie, aux accidents de suffocation que les kystes du cou, par leur volume ou leur disposition autour de la trachée, peuvent déterminer. Un malade observé par Maunoir aîné éprouva des accidents qui firent croire à une communication anormale entre le kyste et le larynx. (*Mémoire sur l'hydrocèle du cou,* p. 99.)

Dupuytren a observé des faits analogues. En 1837, le docteur Werner a fait l'autopsie d'un jeune enfant qui périt avec des symptômes d'asphyxie. Plusieurs kystes volumineux occupaient les espaces intermusculaires de la région sus-hyoïdienne et repoussaient la langue en arrière. (Casper, S., *Wochenschrift,* 1837, nos 41-44.)

E. *Goître.* — Il est une classe de goîtres que j'appelle goîtres constricteurs, variété dans laquelle la trachée subit un resserrement tel, que le sujet est voué à une mort presque certaine. Parmi ces goîtres, il en est de cancéreux. On peut les enlever. J'ai fait l'ablation d'une tumeur de ce genre chez une malade de l'hôpital Saint-Antoine, et, à part l'imminence de récidive, l'opération a parfaitement réussi. Quand cette opération peut être faite, elle amène la cessation immédiate de la compression trachéale. Ces cas-là ne donnent pas matière à l'indication de la trachéotomie. La trachéotomie dans les goîtres cancéreux ne peut être considérée que comme un palliatif de très courte durée qu'il ne faut cependant pas refuser aux malades à titre de dernier recours que leur offre la chirurgie pour prolonger de quelques semaines, peut-être de quelques mois, une existence déjà condamnée. Seulement nous ferons remarquer qu'ayant eu à pratiquer la trachéotomie dans des cas de ce genre, nous avons acquis la preuve que les changements de dimension, de direction, et de configuration que subit la trachée sous l'influence de ce genre de causes doivent être pris en grande considération pour le manuel opératoire. Le plus habituellement l'aplatissement de la trachée se fait par les parties latérales, c'est-à-dire qu'alors le grand diamètre du conduit se trouve dirigé dans le sens antéro-postérieur. Mais nous avons vu un cas dans lequel l'aplatissement se faisait d'avant en arrière, et la paroi postérieure ou œsophagienne de la trachée s'approchait de la paroi antérieure à un point tel qu'à moins de précautions extraordinaires, il était impossible de ne pas inciser du même coup les deux parois du conduit. Si la trachéotomie dans les goîtres cancéreux ne donne lieu qu'à un soulagement temporaire et même souvent très court, il est certains goîtres également constricteurs à la manière du goître cancéreux, et pour lesquels la trachéotomie rendrait d'éminents services. Nous avons observé, par exemple, à l'hôpital Saint-Antoine un cas dans lequel un goître d'un volume peu considérable était constitué par un kyste sanguin dont la présence avait, sans aucun doute, déterminé le développement d'un tissu fibreux élastique dans les couches celluleuses sous-cutanées. Ce tissu exerçait une constriction telle, que la malade périt dans un accès de suffocation. Nous ne faisons pas de doute que la trachéotomie pratiquée en pareille circonstance eût pu sauver cette malade et donner le temps d'attaquer directement la tumeur.

F. *Anévrysmes.* — Ce ne serait encore qu'à titre palliatif qu'on pourrait recourir à la trachéotomie dans le cas d'anévrysmes siégeant aux artères du cou et déterminant la compression des voies aériennes, ainsi que cela a été observé par A. Cooper chez un malade dont la glotte était presque entièrement oblitérée. (*OEuvres chirurg.*, traduct. de Chassaignac, et Richelot, *Mémoire sur les anévrysmes*.)

Asphyxie par submersion. — Sans tenir compte du plus ou moins de valeur des assertions qui ont été émises sur l'emploi de la trachéotomie chez les sujets qui viennent d'être asphyxiés par submersion, nous pensons qu'il serait à désirer que les individus qui sont dans ce cas ne fussent jamais abandonnés, sans qu'on eût renouvelé les tentatives de respiration artificielle à travers une canule placée au moyen de la trachéotomie. Nous ne pouvons jamais, en effet, savoir très exactement en quel état se trouvent, en pareille circonstance, l'orifice supérieur du larynx et l'ouverture de la glotte. Le tube laryngien nous paraît d'un usage trop infidèle pour résoudre définitivement la question. Nous n'hésitons donc pas à conseiller la trachéotomie, ne fût-ce que pour n'avoir rien à se reprocher. Il en est de même de certains autres états asphyxiques, et quoique nous ayons pratiqué l'opération sans succès chez deux enfants qui avaient été asphyxiés par la fumée, dans un incendie, et qu'on nous apporta conservant encore quelques restes de chaleur, nous n'en persistons pas moins à croire qu'il y a lieu de tenter cette dernière épreuve avant d'abandonner définitivement le sujet.

POSITION DU MALADE ET DE L'OPÉRATEUR.

L'opérateur, toujours placé à la droite du malade, se tient debout, ayant à proximité tous les instruments classés par ordre, soit qu'il les reçoive des mains d'un aide, soit qu'il les prenne l'un après l'autre, sans se mettre dans l'obligation de subir un déplacement toujours fâcheux en pareil cas.

Avant d'indiquer la position du malade, nous dirons quelques mots des moyens de support les mieux appropriés dans la circonstance présente. Il ne faut jamais opérer le malade sur un lit. Nous ne parlons pas des adultes, chez lesquels les facilités d'exécution étant beaucoup plus grandes, l'opérateur n'est pas tenu de s'assujettir à des précautions que rien ne doit lui faire négliger quand il s'agit d'un enfant.

Nous choisissons habituellement une table solide ou une commode; en un mot, tous les supports qui peuvent présenter un carré long assez étroit, et qui permettent de manœuvrer tout autour sans aucun embarras. Cette table est placée en face du jour, mais un peu obliquement par rapport à la fenêtre, et de manière à recevoir la lumière principalement par le côté gauche du sujet. Si l'on présentait la table de l'opération dans un sens perpendiculaire à la direction de la fenêtre, on serait exposé à ce que la main droite couvrît par son ombre les parties sur lesquelles les premières incisions doivent être faites. Afin d'éviter les mouvements inattendus auxquels expose l'élasticité des matelas, même les moins épais, nous garnissons la table avec des alèzes multiples et pliées en plusieurs doubles. Ce moyen, qui procure une solidité parfaite, ne nous a paru avoir aucun inconvénient.

De plus, afin que le cou soit bien tendu à sa partie antérieure, nous avons recours habituellement à une petite alèze roulée sur elle-même et maintenue en une espèce de cylindre destiné à être placé sous la nuque. L'enroulement autour de ce petit cylindre d'une corde ou de lacs à fracture maintient la forme et la solidité de ce rouleau qu'il est toujours facile d'improviser.

Quelle que soit la position que l'on donne à l'opéré, il importe qu'elle soit maintenue pendant quelques instants avant de commencer l'opération.

Si l'on avait affaire à un jeune sujet ou même à un adulte dont on eût à redouter les mouvements, on pourrait facilement faire de la chemise une camisole de force en liant entre elles les extrémités des manches.

IDÉE GÉNÉRALE DE NOTRE MÉTHODE OPÉRATOIRE.

La question de la mobilité de la trachée au point de vue de l'opération de la trachéotomie a été pressentie par quelques bons esprits, mais n'a jamais été exposée d'une manière complète, malgré l'importance qu'on doit y attacher.

En effet, la même opération va différer beaucoup suivant que le conduit aérien est dans un repos complet ou suivant qu'il est agité de mouvements continuels. C'est à cela que se rapporte la divergence si étrange qui existe parmi les praticiens au sujet de la facilité ou de la difficulté de l'opération. Quelques médecins affirment qu'elle n'est pas difficile. Ils ont certainement bien raison ceux qui parlent ainsi après n'avoir fait l'opération que sur le cadavre ou sur des sujets asphyxiés à un degré suffisant pour qu'il y ait immobilité complète.

J'ai été très longtemps à comprendre comment certains praticiens disaient que la trachéotomie faite sur le vivant est une opération facile. Oui, cela est vrai, mais c'est quand le vivant est comme un mort.

Or, il faut savoir que dans l'opération de la trachéotomie on opère comme sur le cadavre dans plusieurs circonstances et par le fait de plusieurs causes. Cela a lieu :

1° Quand l'asphyxie est portée assez loin pour que le sujet soit dans l'état de mort apparente.

2° Quand le sujet est tellement débilité, qu'il est dans un état de résolution générale et d'impuissance musculaire complète, sans qu'il y ait encore, ni la mort apparente de l'asphyxie ni celle de la syncope.

3° Quand on opère avec lenteur et quand on s'arrête après l'incision des téguments. C'est alors ce que j'appellerais volontiers *le procédé de la syncope.*

En effet, l'abondante perte de sang qui a lieu produit tout bonnement une syncope. Celle-ci facilite, il est vrai, le manuel opératoire, mais je la crois dangereuse.

4° Par le changement plus ou moins brusque de position. L'enfant était dans son lit, on le prend et au moment où on le place sur la table préparée pour l'opération, il est pris d'un état syncopal qui constitue une véritable mort apparente.

5° Par le coup de sang cérébral passif ou l'asphyxie momentanément complète due au renversement de la tête. En effet, au moment où l'on donne à l'enfant l'attitude horizontale et où on lui renverse la tête, il semble que le cerveau se congestionne, surtout dans les parties postérieures, et l'enfant est mis par là dans des conditions analogues à celles que présente le coup de sang.

Dans la mort apparente aussi bien que dans la mort réelle, alors que toute contraction musculaire et toute mobilité spontanée ont cessé, ouvrir la trachée est une opération tellement simple et facile, qu'elle mérite à peine d'arrêter quelques instants l'attention d'un chirurgien habitué à des manœuvres bien autrement délicates de l'art chirurgical ; mais, par opposition, ouvrir d'une manière sûre, toujours dans un même point et dans une même étendue, en un mot, avec tout l'ensemble des conditions qu'exige une trachéotomie bien faite, le conduit aérien, quand il est soumis à une incessante agitation, c'est là, on peut le dire franchement, une des grandes difficultés de la médecine opératoire.

Chez l'adulte, où les dimensions des parties rendent l'acte opératoire beaucoup moins délicat et où la configuration fortement accusée de certains détails anatomiques fournit des indices très facilement appréciables et donne bien plus de prise à l'opérateur, on se tire encore assez bien, même avec une médiocre habileté, des difficultés qui se présentent.

Mais il ne s'agit pas, pour un chirurgien sérieux, de bien faire une opération dans telle ou telle circonstance plus ou moins favorable, il faut que dans tous les cas il soit parfaitement à la hauteur des difficultés qu'il peut avoir à résoudre. Tel a été le but que nous avons poursuivi dans le cas particulier avec une opiniâtre persévérance. Nous avons dû d'abord nous livrer à une étude approfondie de la mobilité de la trachée et à l'analyse minutieuse des causes de cette mobilité.

Ces causes sont multiples. Quelques-unes d'entre elles sont fort bien connues. Toutes ne le sont pas au même degré. Il y a des causes de mobilité constantes et des causes de mobilité éventuelles.

J'appelle causes de mobilité constantes celles que produit l'acte respiratoire considéré dans sa simplicité et dans son état le plus normal. A chaque mouvement d'inspiration, la trachée descend un peu ; à chaque mouvement d'expiration elle remonte de ce dont elle était descendue. Voilà l'acte simple et l'état normal.

Voyons l'acte complexe et les états accidentels.

D'abord, dans quelle étendue se font cette descente et cette ascension ? Dans ses degrés les plus faibles, le mouvement d'ascension représente une oscillation verticale de peu d'étendue ; dans les degrés les plus exagérés, la descente peut aller jusqu'à permettre au cartilage cricoïde d'être amené à une petite distance de la fourchette sternale. D'autre part, l'ascension peut le conduire jusqu'à la hauteur de la quatrième, peut-être même de la troisième vertèbre cervicale ; c'est-à-dire que si, dans un cas, la trachée se réfugie, pour ainsi dire, tout entière dans le thorax, dans l'autre elle permet au larynx de se porter sur le même plan que la courbe de l'os maxillaire inférieur.

Ces différences se conçoivent lorsque, prenant une trachée qu'on soumet alternativement à l'extension la plus forte, puis au tassement le plus prononcé, on examine la différence de longueur du conduit dans ces deux situations.

Si, de la respiration simple et normale, nous passons aux états respiratoires complexes que suppose l'exercice de certains actes fonctionnels, tels que le chant, les cris, la parole, le vomissement, nous voyons la trachée parcourir toute la gamme de cette mobilité dont nous avons précisé les limites extrêmes.

Mais la trachée subit des mouvements par bien d'autres causes. Ces mouvements peuvent se rattacher à ceux qu'exécute la région cervicale, à ceux qu'exécute l'os maxillaire inférieur, à ceux de l'os hyoïde, à ceux du pharynx dans la déglutition.

Un mot sur ces divers mouvements. Faisons abstraction pour un instant des mouvements respiratoires propres à la trachée. (Nous appelons mouvements respiratoires de la trachée ceux qui sont liés aux deux actes successifs de toute respiration.)

Admettons qu'il n'y ait actuellement ni mouvement de déglutition, ni mouvement du maxillaire inférieur, et voyons ce qui se passe suivant que la région cervicale est dans son extension ou dans sa flexion la plus forte. Pour ne point trop multiplier les détails, nous ne parlerons pas de ce qui arrive dans les mouvements de latéralité et dans ceux de rotation ou de torsion de la région cervicale.

Quand on examine sur un cadavre ce qu'il advient, eu égard à la trachée, du fait de l'extension, aussi prononcée que possible, de la région cervicale, on voit que ce conduit s'allonge considérablement ; que la saillie cricoïdienne, qui, dans l'état intermédiaire entre la flexion et l'extension, répond exactement à la hauteur du tubercule carotidien, s'élève au-dessus de lui dans une étendue assez notable. La région cervicale est-elle, au contraire, fléchie aussi fortement que possible, la saillie cricoïdienne descend au-dessous du tubercule carotidien.

Il m'a paru que, dans certains cas de rétraction par déclivité, la trachée subit une véritable incurvation latérale.

Un exposé complet de la mobilité de la trachée, en rapport avec les causes que nous avons énumérées, constituerait un chapitre très étendu et plein d'intérêt, mais que nous ne saurions écrire en ce moment.

Les considérations qui précèdent devaient être présentées comme constituant le point de départ de notre méthode de trachéotomie.

La principale source des difficultés de la trachéotomie une fois reconnue et bien étudiée, c'était déjà un pas vers la solution du problème. Or, voici un fait d'observation qui nous avait longtemps occupé, et que nous avions exposé, il y a déjà bon nombre d'années, dans nos cours de médecine opératoire.

Si, en pressant un peu, on promène le doigt indicateur sur le larynx d'un cadavre de femme, on reconnaît très nettement le tubercule formé par la partie antérieure de l'anneau cricoïdien, tandis qu'il est, sinon presque impossible, du moins bien plus difficile de reconnaître exactement la saillie anguleuse des deux plaques de cartilage thyroïde réunies sur la ligne médiane. Cela paraît étrange au premier abord, quand on se rappelle qu'un larynx desséché offre la saillie anguleuse du cartilage thyroïde beaucoup plus prononcée que le tubercule médian antérieur du cartilage cricoïde. A quoi tient donc cette particularité? C'est, je le pense, à ce que le cartilage thyroïde, en même temps qu'il est plus grêle, est beaucoup plus flexible chez la femme que chez l'homme. D'où il résulte qu'en comprimant la saillie anguleuse, on oblige les parties latérales du cartilage à s'écarter l'une de l'autre, ce qui affaisse nécessairement l'angle antérieur. Ainsi, la pression même qu'on exerce pour rechercher la saillie tend à la faire disparaître, à l'effacer. Le cartilage cricoïde, au contraire, n'étant pas composé de deux moitiés susceptibles de s'écarter en arrière, mais formant un tout continu dont les parties se tiennent entre elles, présentant de plus, en arrière, une plaque qui sert de point d'appui, et ne permet pas à la partie médiane antérieure de céder sous le doigt, il en résulte que celle-ci résiste et devient beaucoup plus facile à reconnaître à travers les téguments.

C'est la remarque anatomique dont nous venons d'exposer les détails, qui nous a suggéré le moyen de triompher de l'excessive mobilité des parties sur lesquelles doit se faire l'opération.

Toute méthode de trachéotomie dans laquelle il n'est pas tenu compte de cette mobilité est vicieuse et infidèle, et tant qu'on n'aura pas institué des moyens sûrs de stabilité, l'opération aura toujours quelque chose de hasardeux.

Immobiliser la trachée, ou du moins l'organe sur lequel l'opération se pratique, tel a donc été le sens dans lequel ont été dirigées nos recherches, et nous croyons avoir atteint ce but.

La condition de fixité doit être réalisée pendant toute la durée du procédé opératoire, si cela est possible; mais au moins et essentiellement à deux moments de l'opération qui sont d'une suprême importance : 1.° au moment où l'on ouvre la trachée; 2° au moment où la canule va être placée dans la plaie du canal aérien.

Il est facile de comprendre que, si dans l'un ou dans l'autre de ces instants, le chirurgien n'est pas sauvegardé contre toute secousse imprévue, sa base d'opération lui échappe, et son malade court les plus grands dangers.

En effet, pendant l'incision de la trachée, l'instabilité de ce conduit expose :

1° A le manquer en glissant à sa surface ;

2° A blesser les organes situés sur ses parties latérales ;

3° A le traverser de part en part et à atteindre l'œsophage : de là ces plaies œsophagiennes par suite desquelles les aliments et les boissons pénètrent dans la trachée ;

4° A ouvrir les anneaux cartilagineux latéralement, et à rendre dès lors impossible le parallélisme qui, d'un bout à l'autre de l'opération, doit exister entre la plaie tégumentaire et la plaie trachéale ;

5° A faire sur la trachée une incision trop courte, qui rend difficile l'introduction de la canule ;

6° Enfin, à faire l'incision trop grande au risque d'atteindre des parties qu'il est inutile ou dangereux d'intéresser.

Voilà ce qui peut advenir au moment de l'incision des anneaux ; voyons ce qui doit être redouté au moment où l'on va placer la canule.

Rappelons d'abord l'extrême importance que l'on doit mettre à abréger cet intervalle, jamais trop court selon nous, qui sépare le moment où la trachée vient d'être ouverte de celui où la canule est en place.

A peine le conduit aérien est-il ouvert, qu'à raison de l'état d'asphyxie où se trouve le sujet, le sang, tendant à s'échapper de toutes les parties de l'incision, appelé qu'il est par le mécanisme même de l'inspiration, pénètre dans la plaie de la trachée, détermine des efforts de toux, augmente encore de quantité, et dérobe aux yeux de l'opérateur l'ouverture qui vient d'être faite au conduit aérien.

Si, dans un pareil état de choses, le chirurgien ne domine pas sur-le-champ cette situation critique, un pénible spectacle se présente, c'est celui d'un malade ensanglanté, suffoquant, lançant l'écume à la face des personnes qui l'entourent, pendant qu'on recherche une plaie que la mobilité des parties déplace continuellement. Cependant le malade s'asphyxie de plus en plus, le sang inonde la trachée, et bientôt l'opérateur, quelle que soit son impassibilité, entrevoit le moment où il n'aura plus à placer la canule que sur un cadavre.

Disons-le donc hautement, et sachons mettre de côté ce faux amour-propre qui porte quelquefois à taire les difficultés opératoires, dans la crainte qu'un pareil aveu ne décèle le manque d'habileté, l'opération de la trachéotomie est une opération difficile, très difficile quelquefois dans sa partie la plus importante, car cela doit être dit de toute opération dont le temps essentiel peut être manqué, sans qu'il y ait maladresse notoire de la part du chirurgien.

Mais revenons aux difficultés du deuxième temps, de celui qui consiste à introduire la canule.

1° *Recherche de la plaie faite à la trachée.* — Cette recherche offre quelquefois des difficultés; en effet, l'élasticité dont jouissent les cartilages tendant sans cesse à rapprocher les deux lèvres de l'incision faite aux anneaux, il suffit qu'une petite quantité de sang masque les parties pour que cette plaie, devenue en quelque sorte linéaire, se dérobe aux yeux de l'opérateur. On a donc de la peine à y introduire un dilatateur et, à plus forte raison, la canule.

Mais enfin, admettons que cette plaie soit retrouvée, on y place le dilatateur. Si l'on écarte un peu trop les branches de celui-ci, elles renversent de chaque côté les demi-anneaux et laissent échapper la trachée, de telle sorte que les lèvres de la plaie, redevenues libres, se rapprochent de nouveau. La manœuvre est à recommencer, c'est-à-dire recherche de la plaie, introduction du dilatateur, écartement des lèvres de l'incision.

Supposons le dilatateur bien placé et la plaie entr'ouverte, il s'agit d'introduire la canule. Quelquefois on éprouve de la difficulté, d'un côté, parce que, le nombre des anneaux divisés étant insuffisant, la plaie est trop petite; d'un autre côté, parce que le dilatateur tient lui-même une place trop considérable et qu'il diminue d'autant l'ouverture qui doit livrer passage à la canule. Quelquefois, par suite de cette étroitesse de la plaie ou de la mobilité du conduit qui est mal fixé, la canule glisse parallèlement à la trachée, mais à l'extérieur de celle-ci, et se trouve placée dans le tissu cellulaire où le moindre de ses inconvénients est son inutilité.

Pénétré de toutes ces difficultés, nous avons cherché à donner aux temps dangereux de cette opération une précision telle, qu'à moins d'une maladresse évidente, on arrivât au but sans hésitation.

Voici donc comment nous comprenons l'exécution du procédé opératoire. Nous le divisons en quatre points :

1° Fixation du cartilage cricoïde ;

2° Incision de la trachée ;

3° Dilatation de la plaie ;

4° Introduction de la canule.

A quoi il faut ajouter un cinquième temps qui n'est pas nécessaire dans tous les cas : l'aspiration trachéale.

1° Fixation du cartilage cricoïde.

Sans reproduire la remarque anatomique qui a marqué l'origine de nos recherches sur la trachéotomie et qui a donné naissance à la méthode que nous proposons, nous rappellerons ce fait d'une certaine importance en médecine opératoire, à savoir : que le cartilage cricoïde est un point de ralliement tellement certain, qu'il peut être toujours reconnu à travers la peau, quels que soient l'âge, le sexe et l'état d'embonpoint du sujet qu'il s'agit d'opérer.

On se souvient encore que cette précieuse propriété de constituer un point résistant dans un système où tout est flexible et fuyant sous la pression, le cartilage cricoïde la doit à ce que seul, dans l'arbre aérien, il forme un anneau complet. De telle sorte que, si on le comprime, il ne s'affaisse pas comme le thyroïde ou les anneaux de la trachée, mais il réagit avec toute la force d'élasticité d'un cercle cartilagineux.

Ce n'est donc proposer rien qui ne soit très sûrement exécutable que de demander à l'opérateur d'implanter soit d'emblée à travers la peau, soit après une petite incision cutanée, le ténaculum sous le bord inférieur du cartilage cricoïde.

Ce dernier est généralement assez facile à sentir pour qu'on puisse se dispenser de tracer les règles propres à en faciliter la recherche. Toutefois, nous dirons que, s'il y avait quelque hésitation à ce sujet, on la ferait cesser bien vite en remontant avec le doigt à partir de la fourchette sternale jusqu'à la rencontre du premier point résistant qui se fera sentir dans ce trajet de bas en haut.

Cette simple exploration longitudinale permet de reconnaître avec certitude la saillie formée par le tubercule antérieur du cartilage cricoïde. Quand cette saillie a été bien sentie avec la pulpe du doigt index gauche, l'ongle du même doigt s'arrête sur le bord inférieur du cartilage, puis on implante d'emblée à travers la peau le ténaculum cricoïdien (B, pl. 5), qu'on tient de la main droite, et auquel on fait dé-

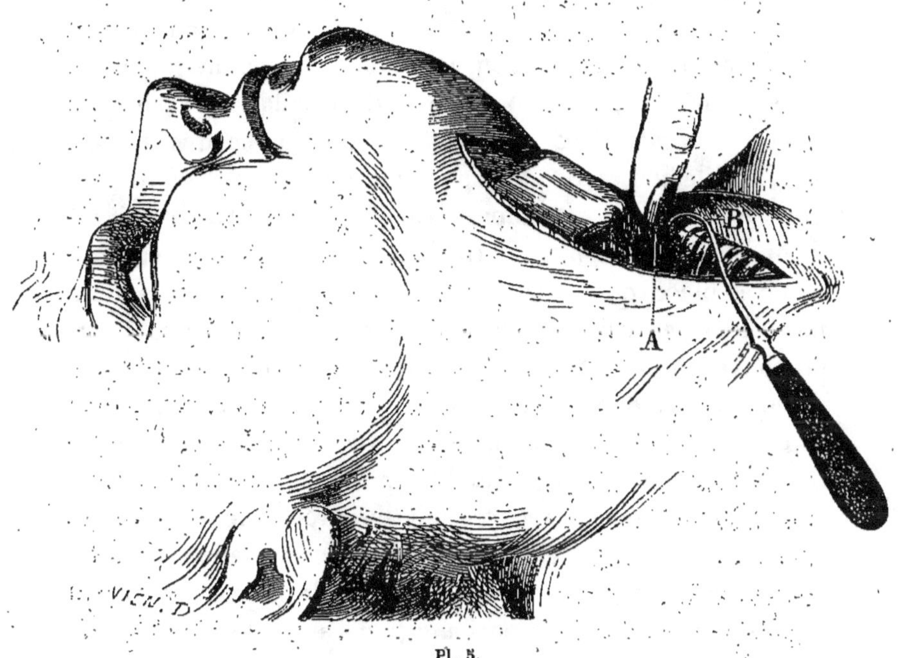

Pl. 5.

crire un arc de cercle de manière à engager le bord cartilagineux dans la courbure de l'instrument.

Il est une autre précaution dont nous faisons quelquefois usage, c'est celle qui consiste à faire précéder l'introduction du ténaculum cricoïdien par l'implantation du ténaculum ordinaire. On doit avoir recours à ce moyen toutes les fois qu'on n'est pas sûr de placer d'emblée l'érigne cricoïdienne.

L'implantation du ténaculum cricoïdien offre quelquefois de la difficulté par suite du glissement de la peau sous la pointe de l'instrument, comme on le voit dans deux de nos observations. Une simple moucheture rend ce temps de l'opération très facile.

Au moment où a lieu l'implantation du ténaculum cricoïdien, une certaine quantité d'air s'échappe quelquefois en sifflant par la cannelure du ténaculum, air mélangé en général de sang écumeux, comme nous l'avons observé chez le sujet de l'observation 1re.

Dans ce cas, le sujet, qui était un enfant de cinq ans, ayant été placé horizontalement sur une table suffisamment garnie, l'opérateur s'assura de la position du cartilage cricoïde qui faisait au-dessous des parties molles qui le recouvrent une saillie facilement perceptible au doigt, puis il implanta sous le bord inférieur de cet anneau cartilagineux l'érigne cricoïdienne et fixa solidement la trachée. A peine l'instrument fut-il mis en place, qu'on perçut à chaque expiration de l'enfant un sifflement particulier, comme si de l'air eût été poussé par une ouverture étroite. Ce bruit était dû, en effet, au passage d'une petite colonne d'air dans la rainure dont est creusée la la convexité de l'érigne qui doit servir à guider le bistouri. Ce sifflement indiquait infailliblement que l'instrument destiné à immobiliser la trachée était bien réellement introduit dans les voies aériennes. Aussi l'opération fut-elle promptement et facilement achevée au moyen de l'ouverture de la trachée faite avec le bistouri aigu, puis agrandie avec le bistouri boutonné.

Il est essentiel de noter que dans l'opération de la trachéotomie par le procédé cricoïdien rien n'est définitivement engagé tant que la trachée n'est pas ouverte. Jusque-là les tâtonnements, la lenteur d'exécution, ne compromettent pas la situation du petit malade d'une manière dangereuse. De sorte que rien ne doit être épargné en fait de temps et de recherches pour acquérir une certitude d'où doit dépendre tout le succès ultérieur et définitif de l'opération.

Le cartilage cricoïde est-il si nettement perceptible à travers la peau que vous soyez parfaitement sûr que le crochet va pénétrer au-dessous de lui dans la trachée sans coup férir, vous abordez franchement l'ouverture du conduit aérien : l'opération est aussi rapide que brillante et aussi sûre qu'elle est rapide.

Conservez-vous l'ombre d'un doute, vous faites une moucheture verticale ou transversale, peu importe, et si, au moyen de l'ongle et de la pulpe du doigt, vous vous rendez parfaitement maître du cartilage, vous passez outre à l'exécution définitive du procédé.

Vous reste-t-il encore quelques incertitudes, agrandissez la moucheture, disséquez aussi longtemps et aussi complétement qu'il est nécessaire pour la mise à découvert et la possession incontestable du point de ralliement que constitue le cricoïde, et rappelez-vous bien : 1° que, si vous possédez ce point, vous aurez une opération sûre et profitable; 2° que s'il y a la moindre équivoque à cet égard, vous ouvrez la porte aux éventualités les plus fâcheuses; qu'il faut être extrêmement difficile en matière de certitude à ce sujet, par cette raison qu'il est arrivé à des chirurgiens dont toute l'attention était concentrée sur ce point, de se tromper, de croire à une implantation exacte lorsqu'elle portait à faux, et d'éprouver dès lors les déceptions qu'entraîne nécessairement l'erreur commise sur un point aussi capital de l'opération.

De telle sorte que, dût-on nous objecter qu'en voulant acquérir une certitude absolue de la possession du cartilage cricoïde, nous allons passer un temps considérable à cette recherche, nous allons ouvrir de nombreuses veines, prolonger une attitude qui, dans la situation actuelle du malade, est presque déjà une cause d'asphyxie, ôter à l'opération son caractère chirurgical pour la transformer en une sorte de dissection d'amphithéâtre, nous n'hésitons pas à répondre que si tous ces inconvénients sont la condition nécessaire de la mise à découvert indubitable et de l'accrochement certain du cartilage cricoïde, il faut encore s'y exposer, sûr que l'on est d'avoir, en définitive, le dernier mot de cette situation difficile.

Ce qu'on doit surtout éviter dans cette opération de trachéotomie, ce qui vient tout compromettre, c'est cette précipitation à laquelle on est invinciblement poussé par le désir de faire cesser le plus promptement possible un état aussi anxieux.

Il y aurait de graves inconvénients à ne pas suivre exactement l'indice cricoïdien, et parmi ces inconvénients il s'en trouve un qui nous a particulièrement frappé.

Lorsque l'extrémité du doigt indicateur, au lieu de porter sur le cartilage cricoïde, comprime au-dessous de celui-ci, la flexibilité du conduit trachéal permet à la pression du doigt d'affaisser complétement ce conduit au point de rapprocher jusqu'au contact sa paroi antérieure et sa paroi postérieure. Il résulte de là qu'en suivant le procédé qui nous est propre, on peut, vu l'aplatissement momentané du conduit, saisir du même coup les deux parois avec le ténaculum et s'exposer ainsi à percer la trachée de part en part. La résistance propre au cartilage cricoïde ne permettrait pas un pareil aplatissement. C'est donc très exactement et exclusivement sur lui que doit porter la pression du doigt.

On pourrait se demander, au sujet de l'incision préalable, s'il ne vaudrait pas mieux donner sur-le-champ à la plaie des téguments toute l'étendue qu'on lui donne habituellement. Nous répondrons que non, et que cette simple modification de la moucheture est extrêmement utile en ce qu'elle fait éviter l'ouverture des veines souvent énormément dilatées, qui, dans l'état d'asphyxie où se trouve le sujet, versent du sang en abondance et rendent aussi difficile que dangereuse l'incision des anneaux. Quand le procédé cricoïdien aurait pour unique avantage de ne donner à la plaie que l'étendue rigoureusement nécessaire, il devrait être, par cela seul, préféré au procédé ordinaire qui expose presque inévitablement à une hémorrhagie doublement fâcheuse, et par l'affaiblissement qu'elle cause, et par la pénétration du sang dans les bronches. Comme dernier moyen d'acquérir une certitude complète de la pénétration du ténaculum dans la trachée et sous le cartilage cricoïde, on pourrait, avec une aiguille creuse ou même un trocart explorateur très fin et à pointe très acérée, faire une ponction exploratrice avant d'inciser la trachée. L'issue de l'air par l'aiguille creuse ou par la canule du petit trocart donnant dès lors la certitude que le ténaculum est placé là où il doit l'être, il n'y aurait plus lieu à aucune hésitation.

On pourrait aussi, en vue du même but, placer sur le plat ou sur le dos de la lame du bistouri aigu une cannelure disposée pour l'issue d'une petite quantité d'air au moment même où le bistouri ouvre la trachée. Si nous entourons d'un pareil luxe de précautions et de détails si minutieux toutes les parties du manuel opératoire, c'est que nous avons à cœur d'épargner à nos confrères les anxiétés par lesquelles nous avons passé quelquefois en faisant cette opération sur de très jeunes enfants.

L'observation suivante, dans laquelle, malgré une faute grave, on est parvenu à sauver la vie d'un enfant atteint de croup confirmé, montrera que, même en s'entourant de toutes les précautions dont nous faisons habituellement usage, on peut se fourvoyer dans l'exécution du manuel opératoire.

OBSERVATION 6e. — Ernest, vingt-sept mois, a été apporté à l'hôpital Saint-Antoine le 6 juillet 1853, atteint de croup depuis deux jours. Le médecin qui a vu le petit malade en ville lui a administré un vomitif, lequel a déterminé l'expulsion, entre autres matières, de petits flocons d'un blanc rosé, dit la nourrice, et qu'à la description qu'elle en donne on peut soupçonner être des fausses membranes pelotonnées. L'affection avait été caractérisée comme étant un cas de croup par le médecin qui avait vu le malade en ville et par M. Bouley, médecin de l'hôpital Saint-Antoine; du reste, la voix, la toux présentaient l'enrouement, l'état voilé et la plupart des caractères propres au croup. La respiration était fort embarrassée, et l'état cyanosé de la peau, du visage et des mains, le refroidissement général, annonçaient que la circulation était profondément gênée.

M. Bouley ayant déclaré qu'il y avait indication pressante de faire la trachéotomie, M. Chassaignac procéda sur-le-champ à l'opération.

Le petit malade est couché sur une table recouverte de plusieurs draps et placée devant une croisée; un autre drap roulé en cylindre est engagé sous la nuque, afin de tendre la partie antérieure du cou.

Un ténaculum est alors introduit sous le cartilage cricoïde afin de fixer la trachée. Un bistouri à trachéotomie, enfoncé immédiatement au-dessous de l'insertion du ténaculum, incise en un seul temps tous les tissus jusqu'à la partie antérieure de la trachée inclusivement.

On fait alors plusieurs tentatives pour introduire la canule dans la trachée, mais elles sont infructueuses, le dilatateur ayant été introduit dans le tissu cellulaire qui est au-devant de la trachée et non dans ce conduit lui-même. On est, du reste, obligé de suspendre ces tentatives pour parer aux accidents de l'asphyxie qui est à peu près complète. La respiration, en effet, est totalement suspendue; la face est violacée, les yeux saillants, humides, sans expression.

Cet état de mort apparente a persisté pendant cinq ou six minutes; on l'a combattu par la titillation de la muqueuse pharyngienne, par des frictions sèches faites sur les membres, par des pressions exercées sur le ventre avec la main d'une manière intermittente et régulière, et ayant pour but de provoquer les mouvements d'élévation et d'abaissement du diaphragme. Sous l'influence de ces moyens, une succession d'inspirations et d'expirations de plus en plus profondes et régulières s'est établie; on a pu alors fixer la canule dans la trachée. L'écouvillon introduit dans ce conduit par la canule a déterminé le rejet du sang tombé dans la trachée.

Le 8 juillet, beaucoup de mucosités sortent par la canule; le malade éprouve de temps en temps des accès de suffocation.

Le 9, nouvelles attaques de suffocation, sortie de nouvelles fausses membranes dont la forme tubulée est constatée par M. Moreau, interne de service.

Le 11, inappétence, tristesse, accès de suffocation.

Le 12, le malade est sans fièvre. Il mange avec bon appétit; il rend toujours des fausses membranes.

Le 17, un peu de chaleur fébrile à la peau. Du reste, aucun accident à noter dans la santé générale. Quelques fausses membranes mêlées de mucosités sont rejetées par la canule.

Le 19, la canule est enlevée. Il n'en résulte aucun accident. La respiration est presque libre.

Le 25, la plaie extérieure est en grande partie cicatrisée, il ne reste plus qu'une légère fistule; la santé générale est parfaite.

Le 31, la guérison est complète.

On a pu voir dans cette observation que le résultat a failli être compromis par l'introduction du dilatateur coudé dans le tissu cellulaire qui se trouve au-devant de la trachée. Cette faute eût suffi pour faire échouer complétement l'opération, si elle eût été faite par tout autre procédé dans lequel on ne fait pas usage du ténaculum cannelé. Mais, quand on possède le moyen de retrouver sûrement le conduit aérien, on peut toujours revenir sur une manœuvre incomplète et redevenir, en définitive, maître du terrain.

2° Ouverture de la trachée.

Lorsque l'arbre aérien est solidement fixé au moyen du ténaculum cricoïdien, il n'y a aucune difficulté, malgré l'audace apparente de cette manœuvre, à plonger sans hésitation le bistouri dans la trachée en se guidant sur la cannelure que présente ce nouveau cathéter. (A, pl. 6 ; B, pl. 6.)

On divise alors d'un seul coup les trois ou quatre anneaux

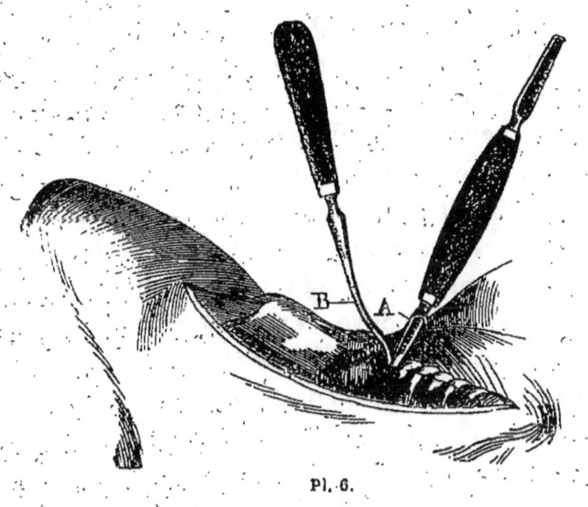

Pl. 6.

dont la section est indispensable pour l'introduction de la canule. Cette section peut se faire impunément chez l'adulte avec le bistouri ordinaire. Chez l'enfant, il est de rigueur d'employer le bistouri mousse aussitôt qu'une voie suffisante lui a été ouverte.

L'exécution de cette partie du manuel opératoire est tellement simple et facile, qu'on pourrait à la rigueur se dispenser de tracer aucune règle à cet égard. Voici cependant les données d'après lesquelles l'opérateur doit se diriger.

Saisissant le ténaculum de la main gauche, attirant en avant le cartilage cricoïde et par conséquent la trachée, puis présentant le bistouri adossé à la convexité du ténaculum, le chirurgien le plonge par un mouvement de ponction dans la trachée immédiatement au contact du point où le ténaculum est implanté, et divise le conduit d'un seul coup en même temps que la peau. (Voyez pl. 6.)

Immédiatement après cette première ponction, on introduit dans la petite plaie un bistouri boutonné, et l'on incise, en suivant la ligne médiane, tous les tissus, depuis la peau jusqu'à la trachée, dans une étendue de 2 centimètres environ.

Il est facile de comprendre qu'une fois le cartilage cricoïde accroché à l'aide du ténaculum, rien n'est plus facile que la section des anneaux de la trachée. Toutefois il peut arriver, comme chez le sujet de l'observation 13, que l'anneau cricoïdien, sous l'influence du mouvement de descente que présente parfois le conduit aérien, subisse un abaissement considérable. Eh bien, quand le ténaculum est solidement implanté dans le lieu indiqué, l'opérateur domine tellement la position, qu'il peut non-seulement attirer en avant la trachée, mais encore la remonter assez pour pouvoir sans danger diviser quatre ou cinq cerceaux cartilagineux, s'il le juge convenable.

Autre remarque. Lorsqu'on pratique la section des anneaux de la trachée, c'est l'opérateur lui-même qui doit tenir l'érigne avec la main gauche, tandis qu'avec la droite il pratique l'incision. Il ne peut appartenir qu'au même individu de coordonner la situation de la trachée avec les exigences de l'incision. L'aide le plus adroit et le plus intelligent ne pourrait suppléer l'opérateur à cet égard.

Quelquefois, quand on pratique la trachéotomie chez de très jeunes sujets ou chez des sujets dont le cou est très court, l'incision longitudinale n'a pas assez d'étendue, et, comme la présence du dilatateur, qui écarte transversalement les lèvres de l'incision, tend encore à en diminuer la longueur, on a de la peine à introduire la canule. Il faut alors agrandir l'incision longitudinale. Mais il peut arriver qu'on craigne de débrider vers le sternum, parce qu'on a atteint la limite qu'il serait dangereux de dépasser du côté de cet os. Dans ce cas, c'est sur la commissure supérieure de la plaie qu'il faut agir, c'est dans ce dernier sens qu'il faut opérer le débridement.

On a reproché à notre méthode de trachéotomie de faciliter l'introduction du sang dans la trachée. Nous répondrons à cette objection que cette méthode fournit précisément le moyen de combattre les effets de l'hémorrhagie. Tous les bons chirurgiens, en effet, depuis Virgili jusqu'à Dupuytren, ont considéré l'ouverture prompte de la trachée comme le meilleur moyen de mettre un terme à l'hémorrhagie qui, presque toujours, est toute veineuse. Or, est-il un mode d'ouverture plus rapide que celui qui se fait d'emblée et en incisant la trachée en même temps que la peau? D'ailleurs en admettant la persistance de l'hémorrhagie après la section des anneaux de la trachée, ne peut-on pas toujours opposer à cet accident le renversement immédiat et facile des lèvres de la plaie?

Il nous est arrivé plusieurs fois de substituer avec avantage l'emploi des ciseaux à l'usage du bistouri boutonné pour l'agrandissement de la plaie trachéale. Si l'on préférait avoir recours au premier de ces instruments, nous pensons que coudés sur leurs bords, les ciseaux seraient encore d'un emploi plus avantageux.

3° Dilatation de la plaie.

Dès que la section des anneaux est opérée, on fait pénétrer le dilatateur, qui, à raison de l'exiguïté de sa pointe, s'insinue facilement entre les lèvres de la plaie, et trouve, lui aussi, dans la cannelure du crochet, un conducteur sûr. A peine introduit, il permet sans aucun obstacle le placement de la canule.

A l'instrument au choix duquel nous nous sommes arrêté, nous trouvons le double avantage : 1° de retenir si solidement le conduit aérien, que celui-ci ne s'échappe plus une fois que le dilatateur y est introduit, à moins que ce ne soit par la volonté expresse de l'opérateur; 2° de dilater la plaie d'une

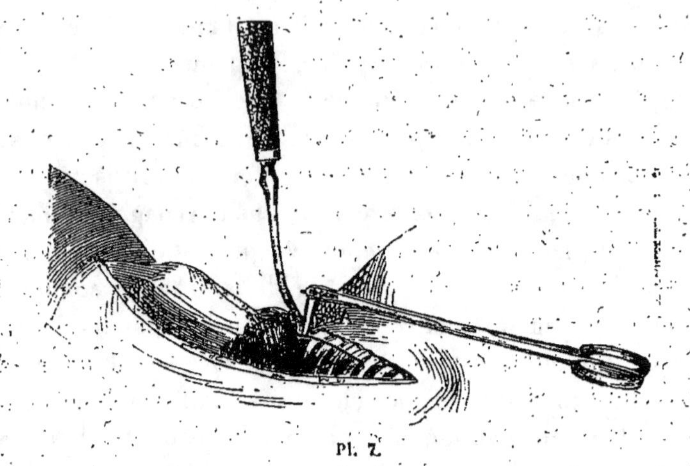

manière plus convenable et plus sûre qu'aucun des instruments dilatants employés jusqu'à ce jour.

Quant à la supériorité de notre dilatateur sur les autres instruments du même genre, si elle n'était pas suffisamment établie par l'expérience, elle serait aisément démontrée par la comparaison qu'on peut faire de cet instrument avec les pinces à trachéotomie imaginées par M. le professeur Trousseau.

Voici les remarques qui m'ont été suggérées par l'usage que j'ai fait maintes fois de ces pinces.

La première difficulté qu'on éprouve dans leur emploi est précisément celle qu'il pourrait paraître le plus facile d'éviter. On sait que la pince de M. Trousseau, à l'inverse des pinces ordinaires, se ferme par l'écartement des anneaux et s'ouvre par leur rapprochement. En sorte que, quand on présente l'instrument à la plaie trachéale, il faut écarter les anneaux; il faut, au contraire, quand il est introduit, les rapprocher pour dilater la plaie. Rien ne semble d'une exécution plus simple, c'est pourtant là qu'il y a un écueil.

On a beau se dire qu'il suffit, pour ouvrir ou fermer ces

pinces, de faire tout simplement le contraire de ce qu'on fait pour ouvrir ou fermer des pinces ordinaires, l'habitude invétérée que chacun possède, depuis le début de son éducation médicale, d'écarter les branches d'une pince quand on veut en écarter les mors, donne lieu, au moment d'une opération qui ne se fait jamais sans des préoccupations vives, à des méprises embarrassantes. Ces méprises dont on ne se rend pas d'abord bien compte, ne peuvent être évitées qu'à la condition de manier fréquemment les pinces. Or, cela n'arrive à personne, attendu que pour les praticiens les plus richement partagés sous ce rapport, il ne se présente annuellement qu'un petit nombre d'opérations de trachéotomie. Il résulte donc de ces méprises des tâtonnements, des hésitations qui entravent le manuel opératoire et nuisent à la rapidité de son exécution.

La forme des pinces de M. Trousseau peut nuire à leur introduction dans la trachée; en effet, l'extrémité des bords étant légèrement recourbée en dehors, il arrive, quoique les branches soient rapprochées, que ces bords s'arc-boutent contre les lèvres de la plaie et gênent l'introduction de l'instrument.

D'un autre côté, bien que chaque mors soit recourbé en crochet sur la partie externe, si l'on ouvre l'instrument dans sa plus grande largeur pour placer la canule, les bords de la plaie trachéale ne sont pas retenus par le léger crochet que forme chaque branche de l'instrument. Dès lors, précisément parce que ces branches sont fort écartées, elles glissent sur les parties latérales de la trachée, et s'échappent de l'intérieur du conduit. Il faut réintroduire l'instrument.

Une dernière difficulté inhérente à l'emploi de ces pinces, c'est que la place qu'occupent les branches dans la plaie trachéale diminue assez notablement cette plaie, pour rendre plus difficile l'introduction de la canule qui, lorsqu'on la prend volumineuse, n'a jamais trop de place. Alors il arrive que le bord supérieur de l'orifice de la canule vient arc-bouter contre la commissure supérieure de la plaie; la trachée est refoulée en arrière, elle échappe aux branches de la pince. Il faut recommencer, non sans des tiraillements pénibles, sans des douleurs pour le malade, et, ce qui est surtout regrettable, sans une perte de temps qui devient à chaque instant de moins en moins réparable.

Non-seulement notre dilatateur n'expose à aucun des inconvénients que nous venons de signaler; mais encore la configuration de son extrémité libre en permet l'introduction facile en se guidant sur la cannelure du ténaculum. De plus, il retient l'arbre aérien et le fixe avec une solidité telle, que les mouvements divers dont le conduit était agité sont, à l'instant même, contenus. Enfin, il dilate les bords de la plaie, sans gêner en aucune façon l'introduction de la canule et sans qu'on ait à craindre de le voir s'échapper comme les pinces de M. Trousseau.

4° Introduction de la canule.

L'introduction de la canule ne se fait bien qu'à deux conditions: la première, c'est qu'on ait un écartement convenable et suffisant des lèvres de la plaie trachéale; la seconde, c'est que la plaie occupe bien exactement la ligne médiane de ce conduit.

Nous avons démontré que la dilatation de la plaie de la trachée ne s'obtenait sûrement qu'à l'aide de notre dilatateur, ou du moins que les autres moyens préconisés jusqu'à ce jour étaient loin de procurer à cet égard un résultat aussi satisfaisant.

Nous disons maintenant que la méthode du ténaculum cricoïdien permet de remplir la seconde condition de la manière la plus complète et aussi sûrement que possible. En effet, la fixation de la trachée empêchant le bistouri de se porter soit à droite, soit à gauche, est un sûr garant contre l'obliquité de l'incision.

Pour peu, au contraire, que l'incision soit latérale (et ceci doit arriver très fréquemment, sinon toujours, quand on incise *sans guide* le conduit aérien), on se prépare beaucoup de difficultés pour l'achèvement de l'opération.

D'abord une incision un peu latérale détruit le parallélisme entre la plaie de la trachée et celle des tissus qui la recouvrent, or, il résulte de là plus de difficultés pour l'introduction de la canule.

Ensuite la canule, une fois placée, presse plus fortement sur une des lèvres de la plaie tégumentaire que sur l'autre, et cette pression, constamment gênante pour le malade, est particulièrement douloureuse dans les mouvements de déglutition.

De plus, et c'est ce qui arrive souvent, malgré toutes les précautions, si la canule vient à être expulsée, l'orifice de la plaie trachéale reste couvert par une des lèvres de l'incision cutanée, et le malade peut être menacé d'asphyxie.

Quant aux règles à suivre pour le placement de la canule, elles sont bien simples.

Le dilatateur introduit au lieu et place du ténaculum est tenu de la main gauche, ou confié à un aide qui attire un peu en avant la trachée, et écarte les branches de l'instrument de manière à tendre les lèvres de la plaie. L'ouverture de cette dernière se présente, pour ainsi dire, d'elle-même au-devant de la canule que l'opérateur tient de la main droite, et qu'il introduit avec ménagement dans la solution de continuité. (Voy. pl. 8.)

Une précaution indispensable, ou du moins dont l'oubli

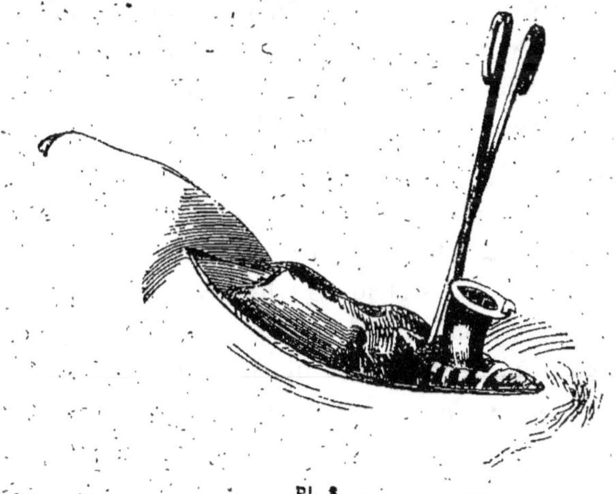

PI. 8.

pourrait devenir un grand obstacle à l'introduction de la

canule, est la suivante : Il faut avoir soin de graisser la surface externe de cet instrument avec de l'huile ou du cérat, de manière à favoriser le glissement facile de la canule contre les parois du conduit. Faute d'avoir rempli cette condition, il nous est arrivé plusieurs fois, dans nos premières opérations de trachéotomie, d'éprouver des difficultés dans l'exécution de ce temps du manuel opératoire et de renoncer à l'usage de canules d'un diamètre convenable, pour leur en substituer d'autres moins volumineuses. Nous avons reconnu depuis que ce n'était point au diamètre trop grand des canules qu'il fallait s'en prendre de la difficulté qu'avait présentée leur introduction, mais à l'oubli de la précaution indiquée.

Nous avons l'habitude de nous servir, pour l'opération de la trachéotomie, des canules les plus grosses que puissent comporter les diamètres de la trachée. Nous y trouvons l'avantage de combattre ou de prévenir les accidents d'asphyxie beaucoup plus sûrement qu'avec des canules moins volumineuses. Quant aux accidents qui pourraient résulter de cet excès relatif de volume, nous n'en avons jamais observé qui méritent d'être mentionnés ici.

Peut-on suppléer à l'absence de la canule, et comment y suppléerait-on ? Cette question ne manque pas d'importance ; car, la trachéotomie étant, de sa nature, une opération d'urgence, il peut se faire, et cela nous est arrivé, qu'on n'ait pas sous la main l'appareil instrumental propre à son exécution , et, en particulier, qu'on manque de canule.

Or, voici à quel procédé nous avons eu recours en pareil cas chez le sujet de l'observation 7 :

De chaque côté de l'incision trachéale, et à deux travers de doigt de cette incision, je fis à la peau un pli transversal perpendiculaire à la direction de la plaie. Je transperçai ce pli à sa base au moyen d'une épingle, puis, ayant passé dans chaque lèvre de la trachée un fil double, je vins faire sur chaque épingle latérale le chiffre 8 de la suture entortillée. De cette manière je renversai les lèvres de la trachée fortement en dehors, et je tins celle-ci largement ouverte.

Ce qui m'appartient dans ce procédé, c'est le placement des épingles latérales; car le passage d'un fil dans chaque lèvre de la trachée a été indiqué par M. Miquel (d'Amboise). La canule, on ne peut se le dissimuler, a quelques inconvénients : 1.º de ne pas se trouver toujours sous la main du chirurgien; 2.º la canule, quand elle est double, diminue considérablement le diamètre de la trachée; quand elle est simple, on ne peut la nettoyer que de loin en loin; 3.º le bord postérieur de la canule donne lieu facilement à une ulcération de la paroi œsophagienne de la trachée quand celle-ci est enflammée, et c'est inévitablement le cas dans l'affection croupale. Cette ulcération, si malheureusement elle envahissait la paroi de l'œsophage, pourrait donner lieu aux inconvénients les plus graves, et même à la suffocation, en permettant aux liquides ingérés dans l'œsophage de pénétrer dans la trachée.

Par mon procédé, il y a renversement des deux lèvres de la trachée, renversement qui place, en quelque sorte, la trachée au-devant des vaisseaux qui peuvent donner lieu à l'hémorrhagie.

On ne devra cependant, en général, considérer le procédé qui vient d'être décrit que comme un pis-aller applicable aux cas seulement où l'on ne pourrait se procurer de canule; car, indépendamment des avantages considérables que celle-ci présente pour assurer le libre passage de l'air, elle prévient la production d'un accident que nous avons observé, et qui peut détruire, sinon en totalité, du moins en grande partie, le bienfait de l'opération.

Cet accident consiste dans le relief que forme la paroi postérieure de la trachée quand on ne met pas de canule. En réfléchissant sur le mécanisme d'après lequel se produit ce relief, nous sommes arrivé à cette conclusion, que les fibres musculaires de la trachée, qui conservent leur position normale tant que les cerceaux cartilagineux ne sont pas coupés, chassent la muqueuse et la repoussent en avant aussitôt que l'arc de cercle qu'ils représentent a été divisé. Dès lors il peut y avoir protrusion de l'œsophage, qui, n'ayant plus d'appareil contentif en avant, fait hernie du côté de la trachée, et contribue à refouler en avant la paroi postérieure de ce conduit.

La canule est donc nécessaire à ce point de vue, et ce serait faire preuve d'irréflexion que d'en rejeter l'emploi.

Un précepte que nous considérons comme étant de la plus haute importance, c'est celui de ne jamais abandonner le sujet sans placer la canule. L'état de mort apparente dans lequel on opère un certain nombre de malades, alors même qu'il serait très prononcé, ne doit jamais être regardé comme un motif de perdre tout espoir, l'observation nous ayant appris que presque tous les sujets plongés dans cet état, avant que la canule soit placée, reviennent quelquefois parfaitement, après qu'elle a été introduite dans la plaie trachéale. Il est même à remarquer que cet état asphyxique facilite l'achèvement de l'opération ; c'est ce qui nous a fait dire qu'on devait placer la canule *même sur le cadavre*.

Voici l'observation relative au sujet chez lequel nous avons suppléé, par le procédé décrit plus haut, à l'absence des instruments autres que ceux contenus dans la trousse ordinaire, et particulièrement au manque de canule.

OBSERVATION 7ᵉ. — *Croup. — Trachéotomie faite in extremis. — Absence de tout instrument spécial. — Extraction d'une pseudo-membrane en forme d'Y.*

Le 4 septembre 1849, pendant que je faisais la visite dans les salles de chirurgie de l'hôpital Saint-Antoine, un de nos confrères du voisinage vint me prier de me rendre en toute hâte auprès d'un enfant de trois ans et demi qui périssait par suffocation, étant depuis plusieurs jours en traitement pour un croup arrivé à sa dernière période. Je me rendis aussitôt près du petit malade accompagné de mon honorable collègue, M. le docteur Morel-Lavallée, dont la présence me fut d'une grande utilité, et nous trouvâmes en arrivant M. le docteur Recurt qui avait vu l'enfant malade les jours précédents. Quelques-uns des élèves de l'hôpital s'y trouvèrent aussi.

L'impression de mon confrère Morel-Lavallée et la mienne, à la vue du petit malade, ce fut que les choses étaient trop avancées pour laisser quelques chances de succès, attendu que le râle respiratoire n'était déjà plus celui de la suffocation, mais celui de l'agonie. Toutefois, considérant que, si, contre notre attente, il y avait encore une chance de salut, ce n'était que dans la trachéotomie qu'on la pouvait trouver, je me décidai à agir immédiatement.

Le ténaculum, le bistouri droit, le bistouri boutonné et la pince à dissection, tels étaient les seuls instruments que j'avais à ma disposition en ce moment, car je n'avais absolument que ma trousse, et je crois avoir prouvé dans cette circonstance que, par mon procédé, on peut se passer de tous autres instruments. Il y a sans aucun doute utilité à mettre chaque chirurgien à même d'opérer sur-le-champ avec sûreté et sans préparatif aucun pour une affection qui peut être réclamée aussi extemporanément.

Assisté des personnes déjà indiquées, je procédai immédiatement à l'opération. Mon premier soin fut de reconnaître avec exactitude le bord inférieur du cartilage cricoïde; rien n'est plus facile, même chez un enfant et du plus jeune âge, car c'est, en remontant à partir de la fourchette sternale, la première saillie dure et résistante que l'on rencontre sur la ligne médiane du cou. Cela fait, j'introduisis avec lenteur à travers la peau le ténaculum de manière à accrocher par son bord inférieur le cartilage cricoïde. Je m'étais servi de la main droite pour exécuter ce temps délicat de l'opération.

Une fois que j'eus senti le cartilage solidement accroché sur la convexité du ténaculum, je saisis celui-ci avec la main gauche, et j'attirai un peu en avant le cartilage cricoïde, et par conséquent le conduit aérien. Présentant alors le bistouri adossé à la convexité du ténaculum, je le plongeai par un mouvement de ponction dans la trachée que je divisai d'un seul coup avec la peau. Après avoir fait une plaie suffisante pour introduire le bistouri boutonné, je me servis de ce dernier pour prolonger l'incision vers la partie inférieure. Je donnai alors à mon incision une étendue telle, qu'il me fut possible de retirer un tube pseudo-membraneux en forme d'Y, reproduisant exactement la forme de la trachée et des deux bronches.

Quant à l'absence de canule, j'y suppléai au moyen de deux épingles d'après le mode indiqué plus haut.

MODE DE FIXATION DE LA CANULE DANS LA PLAIE.

Divers moyens peuvent être mis en usage pour fixer la canule.

Celle-ci, une fois introduite, peut être maintenue à l'aide de fils ou de rubans que l'on attache sur la nuque : ces liens doivent être assez solidement noués pour que la canule ne soit pas chassée hors de la plaie par un effort de toux; mais il ne faut pas qu'ils soient trop serrés, parce qu'ils pourraient gêner la circulation des vaisseaux du cou.

Aux fils et aux rubans qu'on emploie habituellement comme moyens de fixation, nous avons souvent substitué avec avantage des cordons de caoutchouc qui, par le fait de leur élasticité, n'entravent pas, comme les fils inextensibles, le cours du sang veineux.

Chez le sujet de l'observation 25, voulant donner à la canule la fixité nécessaire, j'ai eu recours au procédé suivant :

Avec une épingle à suture on traverse les deux lèvres de la plaie cutanée à l'extrémité supérieure de l'incision, au-dessous du point où siége la canule. On pratique sur cette épingle quelques tours de suture entortillée, et sur cette espèce de cheville solidement établie on attache des fils passés dans chaque anse latérale de la canule, de manière que celle-ci fasse système avec l'épingle qui lui donne toute la fixité désirable.

Pour le cas où le procédé de fixation que nous venons de décrire viendrait à être adopté d'une manière générale, nous ferons remarquer qu'il serait préférable de faire la suture entortillée au-dessus et non au-dessous de la canule.

En effet, en plaçant la suture au-dessous, comme je l'ai fait : 1° on peut convertir l'extrémité inférieure de la plaie en une espèce de godet où la suppuration peut s'entasser et fuser jusque dans le médiastin antérieur ; 2° quel est le mouvement que fait la canule quand elle tend à s'échapper ? C'est un mouvement de révolution ou d'arc de cercle dans lequel la convexité de la canule, c'est-à-dire sa partie supérieure, décrit un mouvement plus étendu que la concavité. On agit donc d'une manière bien plus sûre en prévenant à son origine le mouvement d'arc de cercle et en agissant principalement sur la partie supérieure de la canule.

L'observation que nous allons rapporter mettra en évidence les avantages qu'on peut retirer du procédé nouveau que nous avons imaginé pour la fixation du tube métallique.

OBSERVATION 8ᵉ. — *Croup.* — *Trachéotomie.* — *Nouveau mode de fixation de la canule.* — *Cessation des accidents asphyxiques par l'opération.* — *Pneumonie intercurrente.* — *Mort quatre jours après l'opération.*

Le jeudi, 15 mars 1849, M. le docteur Fougeirol me fit appeler auprès d'une petite malade âgée de quatre ans, qui, depuis le samedi précédent, présentait tous les symptômes du croup le mieux caractérisé. En examinant le fond de la gorge, j'aperçus des fausses membranes très distinctes sur les amygdales et les piliers du voile du palais. La respiration était râlante, et l'enfant paraissait plongée dans un état stertoreux. Le teint présentait cette pâleur cuivreuse que j'ai observée dans les asphyxies lentes. A cet égard, je ferai remarquer la grande différence de coloration de la peau dans les cas d'asphyxie prompte et dans les cas d'asphyxie lente. Dans les premières, la couleur de la peau est violacée et cyanosée, il y a un état turgide de la face. Dans l'asphyxie lente, au contraire, la peau est pâle, d'une teinte livide, métallique. Le pouls était petit, fréquent, une sueur froide couvrait la peau. La tête était fortement renversée en arrière et par instants la suffocation devenait imminente. Le traitement employé jusque-là avait consisté en application de sangsues à la gorge, vomitifs répétés, vésicatoires, frictions mercurielles sur le cou, sinapismes, etc.

Malgré l'emploi le plus énergique de tous ces moyens, les accidents suivirent une marche progressive, et quand, à cinq heures de l'après-midi, le 15 mai, je vis la malade avec M. Fougeirol, tout espoir semblait à peu près perdu.

J'ai déjà parlé des symptômes observés. Toutefois, au moment de prendre un parti définitif sur l'opération, il restait une question à résoudre, celle de savoir à quel degré le poumon était intéressé. A gauche, il y avait un peu de matité ; à droite, la sonorité était bonne. L'enfant, quoique dans une situation bien grave, luttait encore avec cette énergie qui témoigne d'une vitalité forte. Les parois de la poitrine se soulevaient avec vigueur, et, si l'inspiration n'était pas profonde, l'action musculaire, pour l'effectuer, était fortement accusée.

Les indications d'opérer nous paraissant décisives, nous résolûmes, M. Fougeirol et moi, de faire l'opération de la trachéotomie. J'y procédai avec l'assistance de cet honorable confrère et de plusieurs autres personnes qui entouraient la petite malade.

Après avoir incisé sur la ligne médiane la peau et les parties sous-jacentes, je mis très promptement à découvert la trachée. Cela fait, il s'agissait d'être bien fixé sur trois points : 1° déterminer la limite supérieure de l'incision trachéale ; 2° porter la trachée en avant pour l'inciser avec plus de facilité ; 3° donner à ce conduit, avant l'incision, toute la fixité désirable.

Pour arriver d'emblée sur le cartilage cricoïde, je remontai, avec l'indicateur de la main gauche, à partir de l'extrémité inférieure de la plaie, le long de la trachée jusqu'à ce que le doigt fût arrêté tout court par le relief du cartilage cricoïde. Une fois le bord inférieur du cricoïde saisi avec l'ongle de l'indicateur gauche, j'accrochai ce cartilage avec une érigne que je tenais de la main droite, et à laquelle je fis décrire un mouvement en arc de cercle pour engager le bord du cartilage dans la courbure de l'érigne. Ce temps de l'opération étant accompli, j'amenai la trachée en avant et je divisai avec la plus grande facilité les anneaux de ce conduit. Une fois la trachée divisée dans le sens de sa longueur, j'appliquai sur chaque lèvre de la plaie une érigne à long manche et à crochet très petit. Au moment où la plaie fut rendue béante par l'action des érignes, des fragments de fausses membranes furent lancés avec assez de force pour nous atteindre à la figure ; j'en ramenai plusieurs avec les petits écouvillons.

Avec une épingle à suture je traversai les deux lèvres de la plaie cutanée, à l'angle inférieur de celle-ci, au-dessous du point où siégeait la canule ; je pratiquai sur l'épingle quelques tours de suture entortillée, et sur cette espèce de cheville solidement établie j'attachai des fils passés dans chaque anse latérale de la canule, de manière que le tube métallique fît système avec la suture entortillée.

L'enfant éprouva un soulagement manifeste dans sa respiration. Elle continua à bien aller le lendemain et le surlendemain ; mais, le quatrième jour après l'opération, elle succomba aux progrès de la pneumonie.

A QUELLE ÉPOQUE DOIT-ON ENLEVER LA CANULE?

La solution de cette question est encore à donner. Les divers chirurgiens qui se sont occupés de trachéotomie ayant présenté à cet égard des opinions très divergentes ; ayant fixé, les uns à trois jours, les autres à six, ceux-ci à huit, ceux-là à quinze, l'époque à laquelle on doit enlever la canule, sans motiver d'une manière précise le choix qu'ils ont fait de telle ou telle limite de temps, il en résulte que les praticiens n'ont aujourd'hui dans leurs déterminations sur ce point important d'autre guide que le hasard et leur inspiration.

L'observation attentive des faits pouvait seule conduire à quelque chose de précis en pareille matière. Or, voici ce que des recherches persévérantes nous ont appris.

A la question que nous avons posée, on peut et l'on doit faire une double réponse : 1° d'une manière générale, 2° pour les cas particuliers.

D'une manière générale, nous avons pour règle de conduite et pour critérium, en pareil cas, de n'enlever la canule que quand la suppuration est complétement établie. C'est, en effet, une chose remarquable que tant que la canule n'a pas été mobilisée par la suppuration, elle est fixée et retenue en place par les chairs, par les lèvres de la plaie. Jusque-là elle jouit d'une très grande solidité. Nous pensons donc que le moment où s'établit le travail suppuratif est précisément *celui où* la canule pourrait être supprimée. Plus tôt, n'aurait-

on pas à craindre de voir se reproduire les accidents de suffocation pour lesquels on s'était décidé à l'opération et à l'introduction de la canule?

Quant aux cas particuliers, nous ne pouvons avoir ici la
prétention de les déterminer tous; nous nous contenterons
d'indiquer ce qui s'est passé chez quelques-uns des sujets
que nous avions opérés.

Ainsi, chez le sujet de l'observation deuxième, la canule
dut être laissée deux mois en place après l'opération. Chaque
fois, en effet, qu'on a voulu l'enlever, l'enfant a été pris aussitôt comme d'un flux de mucosités bronchiques avec imminence d'asphyxie, de telle sorte que, même au bout de six
semaines, on ne pouvait tenter de débarrasser pendant quelques instants la trachée du tube métallique sans voir se reproduire des accidents semblables.

Par opposition, nous citerons le sujet de l'observation
septième, chez lequel la canule put être supprimée définitivement trois jours après l'opération.

Quelquefois la canule, après avoir été expulsée, soit dans un
effort de toux, soit par toute autre circonstance, ne peut être
supportée quand on la remet en place. C'est ce qui est arrivé
chez le sujet de l'observation 26, atteint d'une plaie transversale du cou. La canule, étant sortie spontanément quatre jours
après l'opération, fut réintroduite; il en résulta beaucoup d'a-
gitation les jours suivants. Toutefois, ce fut seulement après
avoir constaté : 1° que la déglutition se faisait sans difficulté et
que les liquides ne pénétraient pas dans le larynx comme avant
l'opération; 2° que les liquides ne causaient plus d'accès de
suffocation ; 3° que, lorsqu'on obturait complétement la canule,
la respiration se maintenait par le passage de l'air entre la canule
et les parois de la trachée, qu'on se décida à enlever la canule.

Voici, quant à la durée du séjour de la canule, quelle est,
en définitive, notre opinion, et sur quels motifs elle se fonde.
Nous pensons qu'il y a beaucoup d'inconvénients attachés à
une durée trop courte du séjour de la canule, et qu'un séjour
trop prolongé n'en entraîne presque aucun.

Quels peuvent être, en effet, les inconvénients du séjour de la canule? De l'irritation? de la gangrène? Mais ces inconvénients ne sont à redouter que dans les premiers jours et avant le moment où la tolérance des tissus pour le corps étranger s'est établie. Or, comme pendant toute la durée de ce délai on est forcé de maintenir la canule, il en résulte que, le mal que cette dernière peut causer, elle le cause précisément dans le moment où sa présence est indispensable. Ce moment passé, elle ne peut rendre que des services et n'a aucun inconvénient. On ne peut pas l'ôter dans les trois premiers jours, sous peine de compromettre le résultat de l'opération. Après les trois premiers jours, sa présence est inoffensive. Il n'y a donc dès lors aucun motif de se presser de l'extraire. Il est indiqué de ne l'enlever qu'au bout d'un temps suffisant pour donner la certitude que le but de l'opération est complétement atteint. Il faut se rappeler, d'ailleurs, que l'irritation, ainsi que la gangrène, sont bien plutôt le résultat des défectuosités inhérentes à la canule que du fait de sa seule présence.

Un point à signaler, lorsqu'il s'agit d'extraire la canule, se rapporte aux précautions qui doivent être prises au sujet de cette extraction. Il ne faut pas songer à priver tout à coup, et d'une manière définitive, de la canule, les sujets qui ont subi la trachéotomie. Il en est chez lesquels on pourrait voir survenir des accidents graves, même après un temps assez long.

Chez quelques individus on doit procéder par tâtonnement, essayer d'enlever la canule pendant une heure, pendant deux heures et voir ce qu'il advient. Ce n'est que, quand on s'est bien assuré que la respiration ne subit plus aucune entrave, qu'on retire alors d'une manière définitive le tube métallique.

RÉSUMÉ DU PROCÉDÉ OPÉRATOIRE.

Afin d'exposer sans interruption tous les temps de la manœuvre opératoire, tels qu'ils doivent se succéder au moment de l'exécution, nous en présenterons un résumé succinct.

Le malade étant couché et maintenu comme nous l'avons dit, le chirurgien promène le doigt sur la région laryngo-trachéale, jusqu'à ce qu'il ait senti la saillie cricoïdienne. Il arrête cette saillie en la refoulant un peu en haut au moyen de l'ongle du doigt indicateur. La main droite, tenant le ténaculum comme un couteau de table, présente cet instrument dans une direction perpendiculaire à celle de la trachée et ponctionne ce conduit.

Après cette ponction, le manche de l'instrument décrit un arc de cercle au moyen duquel le ténaculum est ramené à la direction longitudinale, de transversal qu'il était. Ce manche est alors saisi avec la main gauche et attiré fortement en haut.

La main droite, armée d'un bistouri terminé par deux lames, l'une aiguë, l'autre mousse, fait pénétrer la pointe aiguë de l'instrument dans la cannelure du ténaculum, et de là dans la trachée. Après quoi, on divise sur-le-champ quatre cerceaux cartilagineux.

L'opérateur abandonne alors le bistouri pour prendre de la main droite le dilatateur. Il en dirige également la pointe contre la cannelure du ténaculum, le fait pénétrer dans la trachée, l'instrument étant dans une direction transversale, puis il le ramène à la position longitudinale par un mouvement d'arc de cercle également semblable à celui qui a été décrit avec le ténaculum. Le dilatateur, une fois mis en position, est saisi avec la main gauche et ouvert au degré nécessaire pour l'introduction de la canule.

Celle-ci est présentée avec la main droite et poussée doucement dans la direction de la trachée.

DIFFICULTÉS DE L'OPÉRATION.

Nous avons déjà dit que la principale source des difficultés que présente l'opération de la trachéotomie consiste dans l'extrême mobilité de la région trachéale. Nous avons montré comment notre méthode opératoire y remédie.

Il est une autre difficulté de l'opération sur laquelle nous devons nous arrêter un instant.

Dans le très jeune âge, quel que soit le degré de tension qu'on puisse donner à la trachée par le renversement de la tête, on est frappé de la brièveté de l'espace longitudinal dans les limites duquel l'opération doit se maintenir sous peine d'exposer à blesser des organes importants, notamment, le tronc brachio-céphalique dont M. Guersant a constaté la lésion chez un sujet trachéotomisé par un interne de l'hôpital des Enfants.

On connaît le fait de Béclard et, d'ailleurs, ne sait-on pas que la carotide gauche peut venir du tronc brachio-céphalique et croiser la partie inférieure de la trachée? Or, au moyen de la solide implantation du crochet cricoïdien, et grâce à la direction de ce crochet, on est presque forcément amené à agrandir de plus du double l'espace compris entre le cartilage cricoïde et la partie supérieure du sternum. Nous avons été à même de reconnaître chez un de nos malades l'utilité du ténaculum, à ce point de vue. Il s'agissait d'un homme chez lequel, par suite de l'existence d'une tumeur ganglio-bronchique, il y avait eu rétraction du larynx et de la trachée vers la cavité thoracique, en même temps que l'abaissement du cartilage cricoïde était prononcé au point de venir presque affleurer la fourchette sternale. Il est facile de comprendre qu'avec une telle diminution de l'espace cricoïdo-sternal la trachéotomie eût été littéralement impossible sans le secours du ténaculum cricoïdien.

La difficulté qui naissait avec les procédés ordinaires de la section des veines et des artérioles au moment de l'incision de la peau n'existe plus aujourd'hui, puisque, nous guidant sur la cannelure du ténaculum, nous pénétrons d'emblée dans la trachée ; or, ce conduit une fois ouvert, la respiration redevient libre, et l'hémorrhagie tend à s'arrêter par le fait de la libre issue offerte au passage de l'air.

Lorsque la trachée est ouverte, on rencontre quelquefois des difficultés sérieuses pour l'introduction de la canule. Dans certains cas, ainsi que nous l'avons observé chez le sujet de l'observation première, il suffit d'enduire la canule d'un peu d'huile pour faciliter l'introduction du tube métallique.

Dans les numéros des 8, 11 et 13 juillet 1854, l'*Union médicale* a publié un mémoire sur la trachéotomie à la période extrême du croup, mémoire dans lequel l'auteur a fait à notre méthode opératoire quelques objections dont voici l'exposé et en même temps, la réfutation.

Je prie le lecteur de remarquer que je me suis attaché à supprimer, dans ce qui va suivre, tous les passages offrant des traces d'une polémique irritante.

1° On me fait dire que j'implante le ténaculum dans le larynx au-dessous du cartilage cricoïde.

Je n'ai pas commis cette erreur anatomique. Au-dessous du cartilage cricoïde on pénètre dans la trachée et non dans le larynx.

2° On dit que, si le ténaculum laisse échapper la trachée, on ne sait plus où l'on en est.

Dans plus de quarante cas de trachéotomie cet accident ne m'est jamais arrivé, et, arrivât-il, qu'on saurait toujours où l'on en est, par la raison que celui qui a trouvé une première fois le cartilage cricoïde le retrouvera une seconde et continuera son opération sans aucun trouble.

3° La sortie de l'air, une fois la trachée ouverte, peut ne pas avoir lieu.

Cela est si loin de la vérité que, même avant d'avoir fait la ponction avec le bistouri, et par la seule cannelure du ténaculum, on voit, dans certains cas, l'issue immédiate de quelques bulles d'air et il y a production d'un petit sifflement.

4° Il est, dit-on, excessivement difficile de retrouver l'ouverture pour introduire le bistouri boutonné sans l'emploi duquel on commet, selon moi, une haute imprudence en incisant la trachée chez les enfants. — Rien de plus facile, au contraire, puisqu'on se guide sur la cannelure du ténaculum qui conduit inévitablement dans la plaie faite par le bistouri aigu.

5° L'*Union médicale* dit que, dans la plaie qui résulte de la section simultanée de tous les tissus, le sang a une grande facilité à passer dans les voies respiratoires. Or, il est dit dans le même article, quelques lignes plus haut, que le ténaculum, en tirant en haut la trachée, applique les lèvres de la division trachéale assez énergiquement l'une contre l'autre pour qu'elles s'opposent à l'entrée de l'air.

Comprenez-vous une plaie assez étroitement serrée pour empêcher la sortie de l'air et qui, dans ce même moment, l'est assez peu pour offrir à l'introduction du sang une grande facilité?

6° Le dilatateur employé par M. Chassaignac est très difficile à introduire et à retirer.

Rien, au contraire, de plus facile que d'introduire ce dilatateur qui se termine par une pointe quatre fois moins volumineuse que l'extrémité du dilatateur ordinaire. Et, quant aux difficultés pour retirer l'instrument, c'est un défaut qui peut passer pour une qualité, puisque le vice radical du dilatateur ordinaire est de laisser presque toujours échapper le conduit aérien. Le dilatateur n'est difficile à retirer que quand la plaie trachéale est un peu courte.

7° L'*Union médicale* dit enfin que, dans ma méthode de trachéotomie, la rapidité d'exécution est à ses yeux le défaut capital du procédé, qu'on trouve, dit-on, trop chirurgical et plus beau en théorie qu'en pratique.

En quoi, s'il vous plaît, la rapidité d'exécution, quand elle s'allie à la précision et à la sûreté, peut-elle être un défaut? C'est ce que le rédacteur de l'article ne s'est pas donné la peine de justifier par une seule raison, soit bonne, soit mauvaise.

Pour lui, c'est un défaut capital; il a prononcé et tout est dit.

Quant au reproche fait à la méthode d'être trop chirurgicale, j'avoue qu'elle est, en effet, un peu plus chirurgicale et beaucoup moins puérile que celle qui consiste à dessiner avec une plume et de l'encre la ligne médiane avant d'opérer.

ACCIDENTS DE L'OPÉRATION.

1° Il est un accident auquel la section simultanée du tégument et de la trachée expose plus que tout autre procédé opératoire, c'est la pénétration du sang dans les bronches. Il est de fait que, si le moindre intervalle sépare le moment où l'incision du conduit aérien vient d'être exécutée de celui où la canule est mise en place, il y a imminence de suffocation. Mais l'expérience de tous les temps n'a-t-elle pas appris que le plus sûr moyen d'arrêter l'hémorrhagie dans ces sortes de plaies, c'est de débrider largement l'ouverture faite à la trachée, et de rétablir le plus promptement possible la plénitude de l'acte respiratoire? La respiration devenue ainsi libre ne remplit-elle pas, à l'égard du sang qui s'écoule, le rôle d'une pompe aspirante dont l'effet se produirait à l'intérieur des vaisseaux, puisqu'il s'agit d'une hémorrhagie veineuse. Or, il n'est pas, suivant la judicieuse remarque de Dupuytren, de meilleur hémostatique contre l'écoulement du sang veineux que la liberté et l'ampleur des mouvements respiratoires.

La possibilité de l'accident que nous venons de signaler donne matière à la seule objection qui, dans un assez grand nombre de trachéotomies faites par nous, se soit présentée comme ayant une valeur réelle, et cette valeur a existé tout entière jusqu'au moment où de nouvelles règles de construction du dilatateur trachéal ont passé dans notre pratique.

2° L'hémorrhagie, soit qu'elle provienne de la lésion des artères, soit qu'elle résulte de l'incision des grosses veines,

n'est guère à craindre avec la méthode que nous avons insti-
tuée. Cependant nous rappellerons ici, ne fût-ce que pour mémoire, les sources possibles de cet accident.

L'artère carotide peut être ouverte, comme dans le cas, cité
par Desault, d'un étudiant en médecine qui pratiqua la trachéotomie chez un de ses camarades asphyxié par submersion.

Dans un cas semblable, rapporté par Béclard (Blandin,
Anatomie des régions), ce fut le tronc brachio-céphalique qui
fut coupé.

Le plus ordinairement l'hémorrhagie provient de la lésion
d'une artère anormale, telle que la thyroïdienne de Neubauër,
la carotide, l'innominée, déviées de leur trajet habituel.

Quant à l'hémorrhagie fournie par une ou plusieurs grosses
veines ouvertes pendant l'opération, il est difficile d'en indiquer la source d'une manière bien précise.

La ligature serait, pour les gros troncs soit artériels, soit
veineux, le meilleur moyen d'arrêter l'hémorrhagie. Mais si
le sang, remplissant la trachée au moment de l'opération, ne
pouvait être rejeté à cause de l'extrême faiblesse du malade,
l'emploi de notre aspirateur trachéal deviendrait une res-
source précieuse pour remédier aux suites d'un pareil accident.

Il est une autre source d'hémorrhagie qui n'est pas indiquée, que je sache, par les auteurs, et dont j'ai été à même
d'observer un cas fort remarquable. Je veux parler de l'hémorrhagie trachéale *en nappe* immédiatement après l'extraction des tubes pseudo-membraneux. C'est dans une opération
pratiquée conjointement avec mon honorable collègue, M. le
docteur Gillette, chez un maître d'études du collége Saint-
Louis, que j'ai eu l'occasion d'observer ce fait.

Au moment où, l'incision venant d'être faite, je retirai un
tube pseudo-membraneux très long et très épais, il se déclara
une hémorrhagie dont j'étais loin de soupçonner la source,
n'ayant jamais rien observé de semblable, ni lu aucune description à ce sujet. J'attribuai d'abord la perte de sang à la
blessure de quelques vaisseaux placés au-devant de la trachée

et divisés pendant l'opération. L'hémorrhagie s'arrêta une première fois, mais elle reparut au bout de quelques heures. Voulant enfin reconnaître d'une manière précise le point qui fournissait le sang, j'examinai tout le périmètre de la plaie avec une attention scrupuleuse. Ce ne fut qu'après avoir tourné et retourné les lèvres de l'incision, et après avoir constaté que la source de l'hémorrhagie était intérieure, que je compris qu'il s'agissait d'une hémorrhagie en nappe de la muqueuse trachéale. Je ne songeai plus alors à l'emploi d'aucune ligature, et l'hémorrhagie fut arrêtée par l'application sur le manubrium d'un morceau de glace du volume du poing.

Ce fait est mentionné dans les *Bulletins de la Société de chirurgie*, séance du 8 septembre 1847.

3° Il est un accident beaucoup plus fréquent qu'on ne pense, et auquel on est surtout exposé quand on pratique la trachéotomie par les procédés ordinaires, c'est la perforation par le bistouri des parois contiguës de la trachée et de l'œsophage. M. Sédillot dit avoir constaté à l'autopsie un accident de ce genre. Dans ce cas, une grosse veine ouverte sur l'œsophage avait fourni une hémorrhagie qui devint mortelle.

Dans des cas moins malheureux, cette lésion simultanée de la paroi postérieure de la trachée et de la paroi antérieure de l'œsophage est suivie d'une fistule qui, faisant communiquer les deux conduits, permet le passage de l'air ou des boissons de l'un dans l'autre.

4° Le passage des boissons dans la trachée est principalement un accident très commun dont on s'est beaucoup évertué à rechercher la cause dans ces derniers temps. L'explication de ce phénomène nous paraît au moins pour un grand nombre de cas, se trouver dans la lésion simultanée des parois correspondantes de la trachée et de l'œsophage. Nous ne prétendons pas dire que dans quelques cas la raison d'être de cet accident ne puisse se trouver dans une autre condition morbide. J'ai même opéré, en 1839, une petite fille de sept ans, chez laquelle les boissons passèrent par la glotte en si grande abondance, que l'enfant aurait infailliblement péri de suffocation, si je n'eusse fait pénétrer une sonde dans la paroi supérieure de l'œsophage à travers une des fosses nasales, et ne l'eusse laissée à demeure pendant plusieurs jours dans ce canal pour étancher la soif et faire passer quelques aliments liquides. Dans ce cas, il m'a paru que l'inflammation diphthéritique du larynx avait laissé après elle dans les mouvements du larynx une impuissance qui permettait l'entrée des boissons dans cette cavité pendant la déglutition. Quoi qu'il en soit, nous croyons que dans bon nombre de cas la sortie par la plaie des boissons ingérées a dû reconnaître pour cause une blessure inaperçue du conduit œsophagien et de la paroi postérieure de la trachée. En effet, par les procédés ordinaires, on opère sur des parties agitées de mouvements continuels d'ascension et de descente. Qu'y a-t-il d'étonnant à ce qu'alors, si sûre que soit la main du chirurgien, la pointe du bistouri, au moment de la ponction de la trachée, ne s'enfonce un peu trop profondément, et ne transperce la paroi œsophago-trachéale ? L'implantation du ténaculum cricoïdien sur les parties mêmes qui doivent être le théâtre de l'opération pouvait seule, en donnant à l'arbre aérien toute la fixité nécessaire, préserver de cet accident. Avec un point de repère comme le cartilage cricoïde et un guide aussi sûr que la cannelure du ténaculum, il devient difficile, à moins d'une maladresse notoire, que la pointe du bistouri qui pénètre dans la trachée outrepasse les limites dans lesquelles la paroi opposée de ce conduit doit rester intacte.

5° La lésion du corps thyroïde est un accident qu'il faut éviter, autant que possible, dans la trachéotomie. Cet organe celluloso-vasculaire pourrait fournir, ainsi que je l'ai vu une fois, un suintement fort incommode et fort difficile à maîtriser.

6° L'emphysème du tissu cellulaire placé dans le voisinage de la trachée est un accident fort rare et, d'ailleurs, très peu dangereux, de la trachéotomie.

Quant à l'introduction de l'air dans les veines, elle n'a jamais été observée coïncidemment à cette opération.

SOINS CONSÉCUTIFS A L'OPÉRATION.

Dans le but d'exciter la toux et de provoquer l'expulsion des matières contenues dans les voies aériennes, nous avons recours après l'opération de la trachéotomie 1° à l'écouvillonnement, 2° à des instillations d'eau tiède.

Nous pratiquons l'écouvillonnement à l'aide d'une tige de baleine garnie à son extrémité d'une petite éponge. Nous avons réussi plusieurs fois à l'aide de ce moyen, non-seulement à provoquer la toux et l'expulsion des pseudo-membranes, mais encore à tirer nos petits malades de l'état de mort apparente dans lequel ils étaient plongés.

A défaut d'écouvillon, je me suis servi, chez le sujet de l'observation 4, d'une sonde de gomme élastique introduite par la canule. Je parvins de cette manière à exciter une toux vive et saccadée, et bientôt après je vis s'échapper, au milieu de mucosités abondantes, un tube pseudo-membraneux de 3 centimètres de longueur, après quoi le calme se rétablit.

Les instillations d'eau tiède dans la trachée me paraissent de beaucoup préférables aux instillations avec la solution de nitrate d'argent. Il résulte des expériences de M. Miquel (d'Amboise), que l'introduction dans les bronches du moindre corps irritant, tel que la solution de nitrate d'argent, le calomel en suspension, paraît donner lieu à des pneumonies partielles (pneumonies lobulaires). Aussi, donnons-nous le conseil formel de s'abstenir de toute introduction volontaire d'une substance destinée à médicamenter la muqueuse par la surface interne des bronches.

C'est à ce titre que nous condamnons au premier chef l'instillation de quelques gouttes d'une dissolution de nitrate d'argent, quelque légère qu'elle soit, dans la trachée.

J'ai opéré un enfant de neuf ans, chez lequel la diphthérite, au moment de l'opération, était limitée au larynx. La trachée fut cautérisée à l'aide de la solution de nitrate d'argent. L'enfant alla très bien pendant quatre jours, au bout desquels la

peau devint chaude, le pouls fréquent, la respiration précipitée. Le jeune malade s'affaiblit peu à peu et succomba le
neuvième jour. Toutes les ramifications bronchiques, aussi
loin qu'il me fut possible de les suivre, avaient été envahies
par l'affection couenneuse.

L'inutilité du nitrate d'argent, évidente pour moi dans ce
cas, m'a fait abandonner ce moyen et depuis je me suis borné
aux instillations d'eau tiède, auxquelles je joins le nettoyage
fréquent de la trachée à l'aide d'une tige de baleine garnie
d'éponge. M. Robert, dans un très beau cas de trachéotomie
présenté à l'Académie de médecine, n'a point eu recours à la
solution de nitrate d'argent recommandée par MM. Bretonneau et Trousseau.

À ces moyens je joins une vigilance de tous les instants
pour éviter le déplacement de la canule et son obstruction.
La double canule offre ici l'avantage de ne pas obliger à enlever la canule pour la replacer, après l'avoir nettoyée des
mucosités concrètes qui s'attachent à ses parois et diminuent
son calibre. Il suffit d'ôter la canule interne, l'externe restant
en place. Le nettoyage a lieu au moyen d'un simple déboîtement.

EFFETS IMMÉDIATS DE L'OPÉRATION.

L'un des premiers effets de l'opération est de donner lieu
à plusieurs accès de toux qui provoquent l'expulsion des produits pseudo-membraneux.

La toux n'est pas cependant un phénomène indispensable
à cette expulsion. Une expiration énergique et brusque suffit
pour lancer au dehors, et quelquefois sur les assistants, les
substances de diverse nature qui obstruent le conduit aérien.
La sortie des pseudo-membranes est, dans certains cas, si rapide, si instantanée, que l'opérateur et ses aides ne s'en aperçoivent pas. On écouvillonne la trachée dans l'espérance, soit
d'exciter une toux expulsive, soit d'amener au dehors le pro

duit morbide et l'on n'obtient aucun résultat. Ce n'est qu'a-
près l'opération que l'on trouve, sur l'alèze dont la table
est garnie ou sur quelqu'un des objets environnants, un
tube membraneux avec tous les caractères qui lui sont
propres.

La sortie des fausses membranes, qu'elle soit spontanée ou
provoquée par les manœuvres du chirurgien, est un phénomène presque constant après l'opération de la trachéotomie
dans les cas de croup, et la raison en est bien simple : c'est
qu'il est rare, à la période où l'on opère, que l'affection
diphthéritique ne se soit pas étendue du larynx à la trachée,
et même de cette dernière aux divisions bronchiques.

Nous avons donc, chez presque tous nos petits opérés de
croup, obtenu par l'ouverture de la trachée la preuve maté-
rielle de la nature diphthéritique de l'affection dont ils étaient
atteints.

Tantôt, et c'était le cas le plus ordinaire, le tube membraneux était simple; tantôt il était pourvu de ramifications
plus ou moins nombreuses qui représentaient exactement les
divisions bronchiques de l'arbre aérien. L'observation 6
et l'observation 10 nous ont offert des exemples très
remarquables de ces bifurcations des tubes membraneux.
Dans l'observation 6, nous avons obtenu un très bel échan-
tillon de ramifications multiples correspondant aux ramifications des bronches.

En général, la pseudo-membrane, quand elle était intacte,
apparaissait sous la forme d'un cylindre, dont le diamètre
variait avec l'âge du sujet et la division bronchique à laquelle
il appartenait. Lisse et tomenteux à sa surface interne, chaque
tube présentait des stries longitudinales, des inégalités, un
aspect comme chagriné à sa surface externe sur laquelle on
distinguait souvent encore les traces d'un suintement sanguin.
La couleur de la fausse membrane était d'un gris blanchâtre
ou jaunâtre.

M. Broca ayant bien voulu, sur notre demande, se charger
d'examiner une de ces pseudo-membranes, voici quel a été le

résultat des recherches microscopiques auxquelles il s'est livré à cet égard.

« La structure des fausses membranes est fort simple. C'est » une sorte de gangue d'apparence fibroïde, mais non fi- » breuse, emprisonnant une assez grande quantité de glo- » bules de pus. J'ai été très surpris de trouver une multitude » de gouttelettes très rondes, très inégales, offrant exactement » l'aspect des gouttes de graisse. Nous avons pensé, M. Ch. Ro- » bin et moi, que c'étaient des gouttelettes de camphre qui s'é- » taient précipitées sous forme globuleuse. (La pièce était » conservée dans l'alcool camphré mêlé d'eau.) »

Les pseudo-membranes ne sont pas les seuls produits morbides qui peuvent être rejetés par la plaie trachéale ou par la canule. Quelquefois c'est du sang ou des mucosités qui sont lancés au dehors par l'acte de l'expiration. Les observations 11, 20 et 2 nous ont fourni des exemples de la sortie, en plus ou moins grande abondance, de ces produits. Chez le petit malade qui fait le sujet de l'observation 2, surtout, une quan- tité prodigieuse de mucosités obturait presque complétement la trachée, se reproduisant avec une surprenante rapidité quand on était parvenu à en obtenir l'expulsion.

Aussitôt après le rejet de ces divers produits, les malades éprouvent généralement un grand soulagement, caractérisé par une sensation profonde de bien-être et une liberté plus grande de la respiration. L'expansion vésiculaire qui, avant l'opération, était presque suspendue, redevient perceptible ; quelquefois elle s'accompagne de râles humides, muqueux ou sous-crépitants dus à la présence, dans les bronches, d'une cer- taine quantité de sang ou de mucosités bronchiques. La matité diffuse qu'on avait pu constater avant l'ouverture de la trachée diminue sensiblement, la respiration et la circulation subissent un ralentissement notable. Nous avons vu dans certains cas nos petits malades atteints de croup se mettre d'eux-mêmes à leur séant après l'opération, et prendre des mains de la reli- gieuse les boissons qu'on leur avait préparées.

Il n'en est pas, cependant, toujours ainsi. On observa, par

exemple, chez le sujet de l'observation 2 (enfant opéré pour un cas de croup), un moment d'asphyxie quelques instants après que la canule eut été placée. Il en fut promptement tiré par quelques insufflations, et par des pressions alternatives sur la poitrine et sur le ventre. La faiblesse extrême du petit malade, bien qu'il n'eût perdu que fort peu de sang par l'opération, paraît avoir été la cause de cet accident.

D'autres fois, c'est à l'abondance des mucosités bronchiques mélées aux produits membraniformes qu'est dû ce moment d'asphyxie. C'est ce qui fut observé chez le sujet de l'observation 20 : par instants, bien que la canule eût été mise en place, les forces de l'enfant paraissaient épuisées, la respiration se suspendait, le pouls redevenait insensible ; il ne fallait pas moins que l'introduction dans les narines d'une barbe de plume imbibée de vinaigre pour réveiller le petit malade et solliciter l'action des muscles inspirateurs. Au bout d'une heure, cependant, mais au bout d'une heure seulement, la circulation se ranima, la respiration devint plus régulière, l'enfant recouvra sa connaissance et parut éprouver du calme et du bien-être.

Le plus ordinairement, lorsqu'à la dyspnée et à l'agitation qui l'accompagne ont succédé le calme et une régularité plus grande des principales fonctions, les opérés ne tardent pas à éprouver, sans le secours des opiacés, le bienfait d'un sommeil réparateur. On trouverait les preuves de cette assertion dans les observations 3, 10, 26, etc.

SUITES DE L'OPÉRATION.

Parmi les circonstances susceptibles d'entraver la guérison et de priver les malades du bénéfice de la trachéotomie, il faut citer en première ligne la reproduction des produits morbides et la pneumonie.

Ainsi, la reproduction incessante des fausses membranes et des mucosités bronchiques devient de nouveau, malgré l'ou-

verture de la trachée et le placement de la canule, une cause
déterminante d'asphyxie qui, dans un grand nombre de cas,
fait périr les malades. Toutefois, la mort n'est pas la conséquence nécessaire de la réapparition des accidents asphyxiques.
(Voyez les observations 3 et 20.) Soit sous l'influence du traitement, soit par suite du cours naturel de la maladie, il arrive
souvent que la sécrétion morbide diminue, se modifie et finit
par s'arrêter.

La pneumonie, accident également très fréquent à la suite
de la trachéotomie, n'est pas toujours inévitablement mortelle. Nous l'avons vue guérir quelquefois, et notamment chez
le sujet de l'observation 20. L'inflammation du parenchyme
pulmonaire peut amener la mort de deux manières : par les
progrès de la phlegmasie, cela se conçoit, mais aussi par l'a-
bondance de la sécrétion bronchique qui donne lieu parfois à
des accidents d'asphyxie.

Nous rapporterons les observations suivantes comme
exemples des pneumonies intercurrentes qui surviennent à
une époque déjà éloignée du moment de l'opération, et qui
constituent un des plus grands écueils de la trachéotomie.
La conséquence pratique à tirer de ces faits, c'est la nécessité
de surveiller attentivement les suites de l'opération chez les
sujets qui ont subi la trachéotomie, et en particulier chez les
enfants atteints du croup.

OBSERVATION 8. — *Croup.* — *Trachéotomie.* — *Pneumonie intercurrente.*

Fiévet Louis, âgé de quatre ans et demi, rue de Charonne, 133, opéré le
17 mai 1852.

1er mai. L'enfant est malade depuis huit jours; depuis hier matin la respiration est trachéale, et il n'y a pas de doute que les fausses membranes n'obstruent l'orifice du larynx et sa cavité. M. Chassaignac pratique la trachéotomie séance tenante. Un lambeau considérable de fausse membrane est rejeté
par l'ouverture faite à la trachée.

18 mai. La respiration se fait bien; la fièvre est très forte, la peau chaude
et humide. La figure est fortement colorée, mais il n'y a pas de teinte asphyxique; la langue est nette. Hier il y a eu une selle abondante et quelques
vomissements. Gomme sucrée, deux pots.

19 mai. Il y a moins de fièvre; la respiration se fait bien; il y a eu quelques heures d'un sommeil paisible.

20 mai. Plusieurs lambeaux de fausses membranes ont été expulsés à travers la canule et la respiration a continué à se faire librement. La plaie du cou présente un aspect diphthéritique assez analogue en apparence à la pourriture d'hôpital ; les fausses membranes qui recouvrent les bords de la plaie ont été évidemment sécrétées sur place. Il y a toujours de la fièvre. Le petit malade a dormi, mais son sommeil a été agité. L'air continue à pénétrer par l'ouverture faite à la trachée.

21 mai. Hier soir il y a eu quelques accès de dyspnée, et un vomitif a été administré. Ce matin le malade est assez calme ; on réintroduit la canule.

22 mai. Des fausses membranes ont encore été expulsées en assez grande quantité ; la plaie du cou prend un meilleur aspect. Au milieu de quelques points blanchâtres apparaissent des bourgeons charnus de bonne nature. La fièvre a diminué.

23 mai. Il n'y a pas d'accident ; la canule est toujours laissée en place ; la respiration se fait bien ; l'aspect diphthéritique de la plaie a disparu.

26 mai. Le pouls est très fréquent ; le facies est altéré ; la respiration est accélérée et l'on trouve les signes physiques de la pneumonie. Quatre ventouses à la partie postérieure du thorax ; 20 centigrammes d'émétique.

28 mai. L'enfant est emporté par sa mère.

OBSERVATION 9. — *Croup chez un enfant de cinq ans. — Trachéotomie. — Guérison du croup par l'opération. — Pneumonie lobulaire intercurrente. — Mort au bout de dix jours.*

Le 25 juillet, à 11 heures du matin, au moment où la visite venait d'être terminée, un enfant de cinq ans fut apporté à l'hôpital Saint-Antoine. L'enfant offrait cette teinte livide des asphyxies lentes que j'ai déjà signalée ; de plus, il était dans un état de suffocation. MM. Prévost et Rouget, internes de l'hôpital, constatèrent l'existence de pseudo-membranes dans l'arrière-gorge. L'indication me paraissant évidente, je procédai immédiatement à l'opération.

L'enfant étant assis sur un lit, en face d'une fenêtre bien éclairée, j'explorai la partie antérieure du col et, le cartilage cricoïde étant reconnu, j'implantai le ténaculum à travers la peau. Le cricoïde une fois accroché par son bord inférieur, je plongeai directement le bistouri dans la trachée. Après avoir prolongé l'incision première avec le bistouri boutonné, dans l'étendue de quatre à cinq anneaux, j'introduisis une pince à polypes dans la trachée pour extraire les fausses membranes. Aussitôt après je plaçai une canule. A l'instant même la respiration devint calme et facile, ce qui me fit penser que la suffocation était peut-être due à des pseudo-membranes siégeant au niveau de l'orifice supérieur du larynx et à la propagation de la laryngite couenneuse. Point d'écouvillonnement ; simple nettoyage par déboîtement de la canule interne que l'on retire de temps en temps.

26. Le malade va bien ; il a un peu dormi.

27. Il y a un peu de tuméfaction de la plaie ; il s'écoule par la canule un liquide comme uniforme. A l'examen de la gorge on ne trouve rien.

7

28. La canule a été retirée.

30. Le malade ne va pas mal; il prend un peu de nourriture. La respiration est facile; il y a un peu de fièvre.

1er août. Le malade paraît respirer facilement; il se nourrit assez mal et s'amaigrit; il vomit souvent ses boissons. Vin de Bordeaux. Pendant la déglutition des boissons, quelques gouttes de liquide sortent par la plaie.

3 août. Le malade est très affaibli; mais l'appétit semble revenir un peu.

4 août. L'enfant est toujours très faible, ne prend presque rien, se plaint de douleurs dans le ventre et à la tête. La plaie de l'opération prend un bon aspect. L'enfant est guéri de son croup.

5 août. Le malade est encore plus faible qu'hier. Mort à midi.

Autopsie. — La plaie de la trachée est très régulière, de deux travers de doigt de longueur.

Il existe un peu d'infiltration dans les replis aryténo-épiglottiques. Pneumonie lobulaire au troisième degré dans les deux poumons et surtout dans le poumon droit. Pas d'obstacle à la respiration.

En raison de l'état de faiblesse extrême dans lequel les sujets auxquels on doit pratiquer la trachéotomie sont souvent tombés avant l'opération, ils présentent assez fréquemment une tendance plus ou moins notable aux syncopes. Cette tendance était surtout très prononcée chez les sujets des observations 2 et 17. L'enfant de l'observation 17 est mort dans les vingt-quatre heures qui ont suivi l'opération à la suite de syncopes répétées. Le sujet de l'observation 2 a survécu.

La fièvre est une conséquence presque inévitable de l'opération de la trachéotomie. Nous l'avons notée chez presque tous nos malades; mais elle n'implique pas par elle-même un danger sérieux. Elle ne devient un symptôme grave qu'autant qu'elle annonce l'invasion ou qu'elle accompagne la présence de quelque complication, telle que la pneumonie ou l'épanchement pleurétique. Dans les cas les plus simples, il y a toujours le lendemain de l'opération un léger mouvement fébrile qui disparaît bientôt, ainsi que le malaise et l'insomnie, quand la guérison doit avoir lieu.

La plaie qui résulte de la trachéotomie peut être considérée comme n'étant jamais un obstacle sérieux à la guérison des malades. Aussitôt la canule enlevée, elle se ferme aisément, et notre expérience nous a démontré qu'on avait singulière-

ment exagéré le danger des fistules trachéales qui subsisteraient après la suppression de la canule. Nous n'avons pour
notre compte jamais observé un pareil accident, et, se mani-
festât il, qu'il serait toujours facile de le faire disparaître en
avivant les bords de la plaie. D'ailleurs l'autoplastie, ainsi que
l'a pratiquée M. Velpeau, pourrait procurer la guérison.

Nous pouvons dire d'une manière générale que nos opérations se sont montrées exemptes de ces complications variées
qui ont été considérées comme étant liées dans beaucoup de
cas au traumatisme. Il nous est impossible de ne pas accorder
une large part d'influence à notre procédé opératoire dans
lequel on ne fait, tant à la trachée qu'aux tissus qui la recouvrent, que l'étendue d'incision qui est rigoureusement indispensable pour l'introduction de la canule. Est-ce de même à
la précision rigoureuse du procédé que nous avons décrit
qu'il faut rattacher l'absence de ces dysphagies mentionnées
par plusieurs auteurs et que nous n'avons jamais eu à signaler
dans aucune de nos opérations?

Toujours est-il que cette opposition entre les résultats de
notre pratique, comparée à celle de plusieurs autres opé-
rateurs, nous a donné à penser que dans un certain nombre
de cas, sinon dans tous, les accidents dysphagiques n'avaient
eu d'autre origine qu'une plaie pénétrant de la trachée dans
l'œsophage.

Les seules circonstances dignes d'être mentionnées parmi
celles que nous avons observées sont les suivantes :

1° La plaie peut prendre l'aspect diphthérique (observation 8) et, dans ce cas, de simples cautérisations avec le nitrate
d'argent suffisent pour restituer aux bords de la solution de
continuité leur caractère normal.

2° Les bords de la plaie peuvent se tuméfier, devenir bour-
soufflés, saignants, livides (observation 9) ou même s'ulcérer
(observation 15).

3° Les parties voisines peuvent devenir le siège d'une infiltration purulente très grave (observation 15). Il faut ajouter
que dans ce cas la trachéotomie avait dû être pratiquée pour une

plaie du pharynx qui n'était pas étrangère à cette infiltration.

En général, la plaie trachéale se cicatrise avec rapidité aussitôt qu'on a enlevé la canule, et à moins de conditions indépendantes de l'opération, ce n'est jamais la plaie elle-même qui entrave la guérison des malades.

Un fait important à noter chez les opérés de trachéotomie, c'est le rétablissement progressif de la voix. Ce fait est très sensible surtout chez les enfants qui étaient atteints de croup et, par conséquent, complétement aphones au moment de l'opération. Lorsqu'on obture la canule soit avec une grosse éponge introduite dans la plaie extérieure, soit avec la petite éponge qui, portée par la tige de baleine, constitue l'écouvillon, la voix rappelle d'abord, lorsqu'elle commence à se faire entendre, le son nasillard de la voix de Polichinelle (observation 7); d'autres fois elle rappelle les effets de la ventriloquie (observation 20). Plus tard la voix prend plus de force et son timbre plus de pureté. Enfin un moment vient où l'obturation complète de la canule n'est plus un obstacle à l'émission libre et facile de la voix. C'est habituellement l'époque où l'on peut sans inconvénient supprimer la canule.

CAUSES DE MORT PENDANT ET APRÈS L'OPÉRATION.

Parmi les causes qui peuvent déterminer la mort pendant l'opération, il faut citer principalement la position horizontale et le renversement de la tête en arrière d'une part, et d'une autre part la syncope produite par une perte de sang abondante, et l'asphyxie due à l'introduction du sang dans les bronches.

Chez un de nos petits malades atteints de croup, la première de ces causes a paru agir de manière à occasionner instantanément un état asphyxique. L'enfant est resté au moins deux minutes sans manifestation vitale. Toutefois, on est parvenu à l'aide de pressions alternatives sur la poitrine et sur le ventre, à l'aide d'écouvillonnements fréquents après le placement de la canule, à rétablir la respiration.

Quant à la seconde cause de mort, l'hémorrhagie, nous l'avons observée ou, du moins, nous avons cru l'observer une seule fois ; nous n'avons, à l'autopsie, constaté la lésion d'aucun vaisseau important, soit artériel, soit veineux ; il nous a paru seulement que la mort pendant l'opération n'avait pu être déterminée que par une perte de sang qui, bien que n'étant pas très considérable, avait été cependant relativement trop forte pour un enfant arrivé déjà, par le fait de la maladie, à un degré extrême d'épuisement.

Nous avons indiqué plus haut avec soin les vaisseaux qui peuvent être lésés pendant l'opération et devenir par conséquent la source d'hémorrhagies mortelles. Il est donc inutile de revenir ici sur cette cause de léthalité.

Après l'opération, la mort peut survenir par des causes très variées suivant la nature des affections qui ont nécessité la trachéotomie. Nous nous contenterons de rappeler ici les circonstances suivantes, déjà mentionnées, avec tous les développements qu'elles comportent, dans l'article précédent, savoir.

1° Épuisement et faiblesse extrême des sujets auxquels on a pratiqué l'opération.

2° Tendance syncopale résultant, soit de cette faiblesse, soit de la gêne de la respiration.

3° Asphyxie par reproduction des fausses membranes, par hypersécrétion de mucosités bronchiques ou par accumulation d'une certaine quantité de sang coagulé dans les divisions principales du conduit aérien.

4° Pneumonie ou pleurésie intercurrente.

5° Infiltration purulente de la région du cou.

6° OEdème du poumon et engouement pulmonaire hypostatique.

7° Gangrène du larynx.

8° Abcès métastatiques.

———————

RÉSULTATS DE L'EXAMEN CADAVÉRIQUE CHEZ LES SUJETS QUI SUCCOMBENT A LA SUITE DE LA TRACHÉOTOMIE.

Hormis un seul cas dans les détails duquel nous allons entrer, nous avons toujours trouvé la plaie de l'opération parfaitement régulière et ne présentant aucune complication. Ce qu'il y a de remarquable surtout, c'est qu'on n'apercevait à la surface interne du larynx aucune déchirure résultant de l'implantation du ténaculum cricoïdien. Ce résultat de l'examen nécropsique est une réponse suffisante à l'objection qui pourrait être faite, au sujet de l'inconvénient qu'il y a à accrocher ainsi d'emblée le cartilage cricoïde.

Chez celui de nos malades (observation 15) que nous avons opéré pour une plaie du pharynx résultant d'une tentative de suicide, nous avons constaté à l'autopsie qu'il existait des fusées purulentes entre la lame moyenne et la lame profonde de l'aponévrose cervicale, autour des muscles de cette région. Une dissection attentive nous a fait voir que le pus était éloigné du thorax de trois à quatre travers de doigt. Les vaisseaux et leurs gaînes étaient intacts.

Chez les sujets opérés pour affection croupale, nous avons trouvé généralement dans toute l'étendue de l'arbre aérien les pseudo-membranes sous les diverses formes que voici :

Tantôt le larynx, la trachée et les bronches ne présentaient que quelques points blanchâtres dus à de petites concrétions ne formant point un tube continu. Tantôt l'arbre aérien était occupé dans sa totalité par des pseudo-membranes constituant un cylindre qui existait sans solution de continuité depuis le larynx jusqu'aux dernières divisions bronchiques.

Dans le premier cas, les pseudo-membranes ne consistaient que dans des pellicules minces très adhérentes aux parois du conduit et qu'on ne parvenait à décoller qu'en saisissant un de leurs lambeaux avec une pince. Dans le second, les concrétions étaient épaisses, consistantes, tout à fait opaques, se séparant facilement de la muqueuse qui était très injectée et d'un rouge foncé. D'autres fois, les fausses membranes étaient complétement détachées des parois bronchiques et formaient des espèces de tampons qui obturaient la lumière du conduit. En général, il n'existait plus de fausses membranes dans le pharynx. Cependant, chez le sujet de l'observation 10, la base de l'épiglotte ainsi que les replis aryténo-épiglottiques étaient occupés par quelques pellicules fibrineuses.

Indépendamment des lésions anatomiques caractéristiques du croup, nous avons noté celles de l'engouement pulmonaire hypostatique (observation 21), de la pneumonie au troisième degré (observation 24), de la pleurésie (observation 10), de l'œdème pulmonaire (observation 10).

Dans ce dernier cas, les poumons présentaient dans un grand nombre de points un état œdémateux caractérisé 1° par un aspect gélatineux couleur de sérum jaune-verdâtre ; 2° par l'absence d'air et de sang et par la disparition des vésicules; 3° par l'infiltration d'une grande quantité de liquide séreux non aéré; 4° par une densité considérable supérieure à celle de l'eau ; 5° par un certain degré de friabilité. Les lobes moyen du poumon droit, et supérieur du poumon gauche, avaient leur tiers antéro-inférieur transformé en ce tissu gélatineux qui d'ailleurs se rencontrait encore en plusieurs autres points, mais à l'état de plaques disséminées; du reste, voici l'observation avec tous ses détails, observation que je dois à M. Trastour, qui a pratiqué lui-même l'opération.

OBSERVATION 10. — *Croup suraigu chez un adulte. — Trachéotomie. — Mort au bout de cinq jours.*

La malade, femme de trente-cinq ans, d'un tempérament sanguin, d'une forte constitution, ayant un certain embonpoint, se nourrissant bien, a été prise le 20 décembre 1851 de mal de gorge; c'est dans la soirée, après avoir travaillé toute la journée sans sentir de malaise, après avoir soupé, comme à l'ordinaire, avec appétit, que ce mal s'est déclaré. Il a augmenté rapidement dans la journée du 21 ; la voix et la toux sont devenues rauques. Dans la nuit du 21 au 22 insomnie complète, nombreuses quintes de toux et rejet, après de longs et pénibles efforts, de fausses membranes probablement, car la malade indique la matière de l'expectoration comme semblable à des *peaux* (pellicules) larges, épaisses, consistantes. En même temps, la malade crachait, dit-elle, beaucoup de glaires; elle avait de la fièvre. Elle arrive à dix heures du matin le 22 à l'hôpital, n'ayant pris que de l'eau de ronces comme remède.

L'examen de la bouche permet de constater sur les deux amygdales une fausse membrane épaisse, d'un gris jaunâtre, assez friable, car on l'enlève facilement par lambeaux et avec des pinces. Rien de semblable sur les autres points de la bouche et du pharynx; langue très sale, blanche, humide. La toux est fréquente, très douloureuse, son timbre est éclatant, métallique. La voix est complétement éteinte; la respiration accélérée, difficile. La pression du larynx et de la trachée cause de la douleur. On entend parfois à l'auscultation du larynx un bruit de drapeau; le bruit respiratoire laryngien est très sec, très rude, très éclatant.

Pas de douleur à la poitrine; on n'y trouve ni matité ni râle, on n'entend que la propagation des bruits du larynx. La malade crache cependant une grande quantité de muco-pus filant, spumeux. Pouls 84. Les mains sont bleues, la peau est froide. La figure exprime la souffrance et l'abattement; à chaque effort de toux elle se contracte et indique de la douleur. La malade se plaint d'étouffer, mais la suffocation est continue sans présenter des redoublements distincts.

Avec un écouvillon on cautérise les amygdales, l'isthme du gosier, l'ouverture supérieure du larynx, peut-être sa cavité même, et de ce dernier point on retire des fausses membranes fixées sur l'éponge. On ordonne : tartre stibié 0,10, ipéca 1 gramme à prendre immédiatement.

A deux heures on vient me chercher. La malade a vomi plusieurs fois, mais peu à la fois; plusieurs selles. La suffocation a augmenté, la figure est plus abattue; les lèvres, les joues, les mains sont cyanosées, les extrémités froides; le pouls est devenu beaucoup plus fréquent et petit; la respiration est très pénible; je crois entendre au larynx le bruit de drapeau. La malade crache toujours beaucoup; elle me semble vouée à une mort certaine si l'on n'a pas recours à la trachéotomie.

L'opération est pratiquée suivant la méthode de M. Chassaignac et avec le secours d'un seul aide. La malade est couchée sur le dos, un oreiller plié en deux sous la nuque, de manière que la partie antérieure du cou est fortement tendue et saillante. Des infirmières sont chargées de maintenir la tête et les mains.

Le cartilage cricoïde est facilement senti; après l'avoir bien reconnu par une exploration longitudinale faite d'abord de bas en haut puis de haut en bas pour contre-épreuve, j'enfonce le crochet cricoïdien immédiatement au-dessous de lui, la main droite tenant le crochet et l'ongle de l'indicateur de la main gauche marquant le bord inférieur du cartilage. La main gauche s'empare alors du ténaculum ou crochet cricoïdien et soulève fortement en avant le larynx et la trachée. Avec un bistouri droit je fais la ponction de la trachée immédiatement au-dessous de la piqûre dans laquelle le ténaculum est implanté. La sortie d'air et de sang spumeux m'indique que le conduit aérien est ouvert. Dans la plaie j'introduis un bistouri boutonné et je divise du même coup, en suivant la ligne médiane, tous les tissus depuis la peau jusqu'à la trachée dans une étendue de 2 centimètres à peu près.

La malade rejette avec effort du sang et des mucosités et, en outre, quelques parcelles de fausses membranes molles, pultacées.

Je place une canule sans difficulté. Pas d'hémorrhagie. Pansement de la plaie avec du diachylon glissé sous la canule fixée, comme d'ordinaire, par des liens noués autour du cou.

Pendant quelques minutes la malade rejette du sang par la canule, puis des mucosités seulement; au bout d'un quart d'heure elle respire sans difficulté; elle est calme quoique des mucosités très liquides sortent en abondance.

Quelques cuillerées de vin sucré, mêlé d'eau, sont avalées sans difficulté et avec plaisir. Un tissu fin est mis devant la canule.

4 heures et demie. La malade s'est assoupie quelques instants; elle s'est réchauffée spontanément; les mains sont chaudes, moins bleues, la figure est meilleure, le pouls moins fréquent, plus vif, assez ferme, 92 pulsations.

10 heures du soir. Un court frisson de dix minutes; des douleurs à la nuque se font sentir; la malade a eu plusieurs selles.

23, six heures du matin. La malade a dormi une heure; elle a rejeté beaucoup de mucosités liquides; douleurs de tête, même état d'ailleurs; rien dans la poitrine à l'auscultation ni à la percussion.

9 heures. M. Chassaignac remplace la canule par une canule plus grosse; un peu de sang ayant coulé dans la trachée pendant cette manœuvre est rejeté avec quelques fausses membranes bien caractérisées. Peau assez chaude, pouls 88, assez vif et résistant; il n'y a dans le pharynx de fausses membranes que sur l'amygdale gauche.

Sinapismes; frictions sur tout le corps avec l'eau-de-vie camphrée, bouillons.

24. Le reste de la journée d'hier a été signalé : 1° par la suppression des mucosités liquides qui sortaient de la canule; 2° par le dessèchement de muco-pus à la surface de la canule interne qu'on avait soin cependant de nettoyer souvent. La malade était plus oppressée; 3° par l'apparition d'un bruit de drapeau, appréciable à distance, qui paraît se passer dans la trachée juste au-dessous de la canule. Vers deux heures de l'après-midi, point de côté à droite; la percussion donne un peu de matité, l'auscultation de l'affaiblissement du murmure vésiculaire en arrière, à la base de ce côté. 8 ventouses scarifiées qui procurent un soulagement immédiat.

Le pouls a été petit et très fréquent toute la journée d'hier; dans la nuit une grande quantité de fausses membranes a été rejetée, ce qui a procuré un grand soulagement; il y a eu de plus de nombreuses selles liquides et jaunes.

Ce matin la malade est beaucoup mieux qu'hier soir; quelques mucosités d'un jaune verdâtre sont expulsées outre les fausses membranes. Il n'y a plus de douleur à la poitrine; respiration fréquente, moins pénible qu'hier; peau assez chaude, pouls 92. La malade boit du bouillon avec plaisir.

Le soir, douleur au cou, autour de la plaie qui est grise à sa surface; gonflement œdémateux autour de la plaie, six sangsues.

Dans la nuit, oppression plus forte, respiration très pénible et très fréquente; pouls petit, dépressible, très fréquent. On entend quelques râles sonores à gauche, en arrière; à droite il y a un peu de matité, peut-être du souffle à la base. Sinapismes.

25. Ce matin la malade semble mieux; la figure est très fatiguée, mais non cyanosée; les pommettes sont d'un rouge vif, le reste de la figure est pâle. La malade reste ordinairement assise sur son séant, elle dort dans cette position quelques minutes; de fréquents accès de suffocation ne lui ont pas laissé de repos la nuit précédente. Encore plusieurs selles liquides. Pouls 108, petit; respiration, 3o, pénible, haletante; avec l'écouvillon M. Chassaignac retire de la trachée, à plusieurs reprises, des mucosités et des fausses membranes. La malade est mieux après cette opération.

Potion cordiale, bouillons, frictions avec une pommade au sulfate de quinine, j. sulfate de quinine 1 gramme.

La suffocation augmente. A quatre heures l'agonie commence, de l'écume blanche sort par la canule. Mort à six heures du soir.

Autopsie. — Pas de fausses membranes dans le pharynx; les replis aryténo-épiglottiques présentent à leur partie postérieure une induration blanchâtre. Le larynx étant incisé par-derrière ainsi que la trachée et les bronches, on voit une fausse membrane continue depuis les ventricules du larynx jusque dans les bronches; à la base de l'épiglotte, il y a déjà quelques pellicules fibrineuses. Cette pseudo-membrane est épaisse, consistante, elle se sépare facilement de la muqueuse qui est très injectée, d'un rouge foncé. On trouve des fausses membranes jusque dans les dernières divisions bronchiques.

Les poumons présentent dans un grand nombre de points un état œdémateux caractérisé par 1.º un aspect gélatineux, couleur de sérum, jaune verdâtre; 2° l'absence d'air et de sang et la disparition des vésicules; 3° l'infiltration d'une grande quantité de liquide séreux non aéré; 4° une densité supérieure à celle de l'eau; 5° une légère friabilité, mais non constante. Les lobes, moyen du poumon droit, supérieur du poumon gauche, ont leur tiers inférieur et antérieur complétement transformé en ce tissu gélatineux; mais il existe en bien d'autres points, seulement il est disséminé par plaques, par lobules au milieu d'un tissu à peu près sain.

A la partie inférieure et postérieure de la plèvre droite, infiltration de liquide dans des mailles fibrineuses; cet épanchement pleurétique circonscrit a aussi un aspect gélatineux.

Rien dans les autres viscères.

Nous avons vu aussi (observation 4) avec les lésions du croup coïncider celles de l'asphyxie.

Ainsi la surface tégumentaire externe présentait une teinte bleuâtre qui prenait aux mains un aspect livide très prononcé. Les poumons étaient imprégnés d'une grande quantité de sang noir suintant à la coupe et à la pression. Les cavités droites du cœur renfermaient également beaucoup de sang noir en partie liquide et en partie coagulé.

Une fois seulement (observation 17) nous avons observé la gangrène du larynx. Les parties molles et cartilagineuses de cet organe étaient complétement détruites et remplacées par un putrilage noirâtre et infect.

Chez le sujet de l'observation 13, dont l'affection n'avait pu être caractérisée pendant la vie, voici ce que nous avons constaté après la mort.

Nous avons reconnu l'existence d'une tumeur égalant en volume la moitié du poing d'un adulte et masquant la partie antérieure de la trachée, au niveau et un peu au-dessous de sa bifurcation. Cette tumeur était composée de ganglions énormément hypertrophiés, très durs, offrant à l'intérieur une coloration d'un gris jaunâtre. Un ganglion très volumineux se trouvait encadré dans l'angle de bifurcation des deux bronches. La bronche droite était de toutes parts en contact avec d'autres ganglions hypertrophiés qui lui formaient un anneau complet. De telle sorte que la compression s'exerçait à la fois sur la trachée elle-même, un peu au-dessus de sa bifurcation par la tumeur principale et sur la bronche droite par l'anneau ganglionnaire qui l'entourait. Le nerf laryngé droit ne paraissait pas altéré dans sa texture au milieu de la masse hypertrophique qu'il traversait. Quelques granulations clairsemées existaient dans les poumons qui étaient le siége d'une congestion œdémateuse. On constata de plus l'existence d'ulcérations sur la membrane muqueuse des cordes vocales. Les bronches étaient remplies d'une écume blanche et fine.

RÉSUMÉ ET CONCLUSIONS.

1° ANATOMIE CHIRURGICALE.

1° Le cartilage thyroïde ne saurait être considéré comme fournissant un point de repère constant dans l'opération de la trachéotomie. Le cartilage cricoïde présentant seul dans l'arbre aérien un anneau cartilagineux complet, constitue seul un point résistant dans un système où tout est flexible et fuyant sous le doigt.

2° Les variétés de capacité de la trachée dans la série des âges n'ont point encore été déterminées d'une manière satisfaisante jusqu'à ce jour. On ne pourrait arriver à quelque chose de précis à cet égard qu'en procédant soit par l'injection, dans la trachée, de matières solidifiables, soit par l'introduction de moules de diverses grandeurs.

3° Parmi les modifications pathologiques nombreuses que la trachée peut offrir dans sa longueur, son diamètre, sa position et sa direction, nous citerons : 1° l'allongement observé par nous dans certains cas d'hypertrophie du corps thyroïde; 2° le raccourcissement du conduit dans un cas de tumeur ganglio-bronchique; 3° l'aplatissement de la trachée par un goître cancéreux.

4° Dans la plupart des cas qui réclament l'opération de la trachéotomie, le conduit laryngo-trachéal est continuellement agité de mouvements d'ascension et de descente que la volonté des malades est presque toujours impuissante à réprimer. Or, cette circonstance est la source d'une des plus grandes difficultés qu'on puisse rencontrer dans l'exécution du manuel opératoire de la trachéotomie.

5° La connaissance des plans musculaires que l'on observe sur les côtés du larynx et de la trachée, plans musculaires formés d'abord par les sterno-thyroïdien et scapulo-hyoïdien et plus profondément par les sterno-hyoïdien et thyro-hyoïdien explique la présence de deux cordes rigides s'élevant sur les côtés de la ligne médiane et pouvant apporter de grands obstacles au manuel opératoire.

6° Les anomalies artérielles qu'il importe d'avoir présentes à l'esprit pendant l'opération de la trachéotomie sont relatives 1° à l'artère thyroïdienne moyenne qui naît le plus souvent du tronc innominé ou de la crosse aortique, rarement de la mammaire interne, et qui, dans tous les cas, monte parallèle-

ment au trajet de la ligne médiane, entre la trachée et l'aponévrose profonde, pour se distribuer dans le corps thyroïde ;
2° au tronc brachio-céphalique qui peut s'élever notablement
au-dessus de la fourchette du sternum, ainsi que Burns en a
cité plusieurs cas ; 3° à la carotide gauche qui, lorsqu'elle vient
du tronc brachio-céphalique, croise la partie inférieure de la
trachée ; 4° au rameau crico-thyroïdien, que j'ai vu une fois
remplaçant l'artère thyroïdienne supérieure.

7° Il n'y a pour nous qu'une seule manière bonne, utile et
générale d'ouvrir les voies aériennes, c'est celle qui consiste
à faire la trachéotomie. Toutes les autres méthodes (laryngotomie, laryngo-trachéotomie) sont vicieuses et ne peuvent
être employées qu'à titre exceptionnel.

2° APPAREIL INSTRUMENTAL.

1° Le ténaculum cricoïdien est l'instrument qui nous sert
à fixer la trachée. Ce n'est autre chose qu'une forte érigne
à un seul crochet, présentant sur sa convexité une cannelure
analogue à celle du cathéter des lithotomistes.

2° La courbure du ténaculum cricoïdien, pour être convenable, doit tenir le milieu entre la courbure du ténaculum
ordinaire et celle des érignes.

3° En l'absence du ténaculum cricoïdien, nous regardons
comme impraticable l'idée de retenir, par le seul secours
des doigts, un conduit mobile, élastique, arrondi et entouré
de muscles nombreux, comme l'est le conduit aérien.

4° Certaines tumeurs ganglio-bronchiques peuvent avoir
pour effet d'exercer sur le conduit laryngo-trachéal une traction assez forte pour que celui-ci ne puisse être ramené sans
le secours du ténaculum cricoïdien à une hauteur qui per-
mette de pratiquer la trachéotomie.

5° Le dilatateur de la trachée doit avoir pour condition
essentielle de servir à retenir solidement le conduit aérien en
même temps qu'il dilate la plaie faite à celui-ci.

6° De tous les dilatateurs que nous avons fait construire, celui qui nous a donné sur le vivant les résultats les plus satisfaisants est une pince coudée dont les extrémités terminales sont articulées entre elles.

7° Parmi les modifications que nous avons fait subir à la canule, nous citerons : 1° l'élargissement de la mortaise qui sert à retenir la canule intérieure; 2° une ouverture ovalaire pratiquée sur la convexité de la canule extérieure; 3° une valve mobile disposée sur l'ouverture ovalaire de manière à se redresser après l'introduction de la canule et à retenir celle-ci en place sans le secours des cordonnets.

8° On ne doit point donner aux canules, ainsi qu'on le fait généralement, une même longueur pour un même diamètre. La longueur des canules doit varier et être en proportion avec l'épaisseur des parties qui recouvrent la trachée sur les divers sujets.

9° Deux méthodes peuvent être employées dans le but d'expulser du conduit trachéal les corps étrangers qui s'y trouvent retenus : l'une qui consiste dans la titillation de l'éperon bronchique, l'autre qui est constituée par l'aspiration trachéale directe.

10° L'aspiration trachéale directe peut s'effectuer soit par la succion, soit au moyen de notre aspirateur.

11° Pour que l'aspirateur trachéal fonctionne avec toute la régularité désirable, il faut 1° que la canule qui appartient au ballon, soit montée au moyen d'un anneau de caoutchouc très épais; 2° que l'emboîtement des canules se fasse à l'aide d'un corps gras, cérat ou saindoux.

12° Dans l'opération de la trachéotomie, on ne doit jamais recourir aux agents anesthésiques; 1° parce que l'opération n'est ni longue, ni douloureuse; 2° parce qu'il s'agit d'affections qui portent un trouble plus ou moins profond dans l'exercice de l'acte respiratoire.

3º INDICATIONS DE LA TRACHÉOTOMIE.

1º Dans le cas où il y a certitude de l'existence d'un corps étranger dans la trachée, on doit opérer sur-le-champ si les autres moyens d'expulsion que l'art peut posséder sont restés impuissants, et dans le cas où l'on sursecit à l'exécution de l'opération, ne pas quitter le malade.

2º La tuméfaction de la langue ne devient une indication pour la trachéotomie que dans les cas où, le gonflement s'étant prolongé jusqu'à la base de l'organe, l'asphyxie est imminente et ne laisse pas le temps d'attendre l'effet des grandes incisions longitudinales qui doivent être faites sur la face dorsale de la langue.

3º L'engorgement aigu des amygdales ne peut plus être une indication pour la trachéotomie depuis que l'amygdalotomie a réalisé ses derniers progrès et grâce aux moyens que nous possédons de vaincre les resserrements de la bouche les plus tenaces.

4º Les polypes du pharynx devant toujours être opérés avant qu'ils aient atteint les conditions dans lesquelles ils peuvent déterminer la suffocation, la trachéotomie ne peut être employée qu'à titre palliatif et dans les cas où l'imminence de la suffocation ne laisserait pas le temps de pratiquer l'ablation du polype.

5º La laryngite œdémateuse donne lieu à l'une des indications les plus légitimes de la trachéotomie.

6º L'inflammation chronique du larynx, qu'elle reconnaisse pour cause, soit une affection syphilitique, soit une diathèse tuberculeuse, soit toute autre maladie, justifie parfaitement l'emploi de la trachéotomie.

7º Le catarrhe suffocant et tous les cas d'hypersécrétion bronchique qui se manifestent tout à coup, principalement chez les jeunes sujets, et compromettent la vie par l'imminence de la suffocation, autorisent l'ouverture artificielle des voies aériennes.

8° Les polypes du larynx doivent être rangés parmi les affections qui peuvent nécessiter la trachéotomie.

9° L'indication de la trachéotomie dans le croup étant aujourd'hui généralement admise, on ne peut que discuter la question d'opportunité de l'opération eu égard aux diverses périodes de la maladie. Or, voici quelle doit être la règle de conduite : opérer aussitôt que, coïncidemment à l'existence de pseudo-membranes visibles par l'examen du fond de la gorge, il y a une gêne croissante de la respiration.

10° Les plaies pénétrantes du cou peuvent donner lieu à des indications très bien fondées de trachéotomie, soit au moment même de la blessure, l'obturation immédiate des voies aériennes ayant lieu par des portions de tissus qui jouent le rôle de corps étrangers, sang, cartilages détachés plus ou moins mobiles, soit consécutivement, lorsque la compression résulte du gonflement inflammatoire.

11° Il faut ranger parmi les tumeurs qui donnent lieu à l'indication de la trachéotomie l'emphysème du cou, les tumeurs cancéreuses et scrofuleuses de cette région, les kystes du cou, le goître et les anévrysmes. Mais dans la plupart de ces cas, l'opération ne peut être employée qu'à titre palliatif.

12° Dans l'asphyxie par submersion et dans d'autres états asphyxiques, comme celui qui est déterminé par la fumée, il convient de ne jamais abandonner le sujet avant d'avoir renouvelé les tentatives de respiration artificielle à travers une canule placée au moyen de la trachéotomie.

4° NOUVELLE MÉTHODE DE TRACHÉOTOMIE.

1° L'opération de la trachéotomie, quand elle est faite sur un adulte et même sur un enfant plongé dans un état de résolution complète, soit par syncope, soit par asphyxie, soit par un état de mort apparente quelconque, est une opération facile et qui ne s'élève pas au-dessus des manœuvres vulgaires de la médecine opératoire. C'est, au contraire, une des opérations les plus difficiles de la chirurgie quand il s'agit d'un sujet jeune qui a conservé sa spontanéité et dont la trachée possède encore toute sa mobilité.

2° Les causes de mobilité de la trachée sont très multipliées et peuvent modifier d'une manière très sensible la longueur et la direction de ce conduit. La respiration, les phénomènes vocaux, la déglutition, le vomissement, les pressions exercées sur le cou et les mouvements de la région cervicale peuvent modifier la longueur et la position de la trachée dans des proportions considérables, à ce point qu'à un moment donné, celle-ci peut se réfugier tout entière dans la poitrine, changeant ainsi à la fois de longueur et de position, tandis qu'à un autre moment, elle occupe une grande partie de la longueur du cou.

3° A tous les âges, et dans les deux sexes la saillie du cartilage cricoïde est un point de ralliement tellement certain, qu'il peut toujours être perçu à travers les téguments et qu'il fournit un moyen sûr de reconnaître et d'immobiliser la trachée.

4° Toute méthode de trachéotomie dans laquelle il n'est pas tenu compte de la mobilité de la trachée est vicieuse.

5° La condition de fixité doit être réalisée à deux moments de l'opération : 1° au moment où l'on ouvre la trachée; 2° au moment où la canule va être placée dans la plaie du canal aérien.

6° Le défaut de fixité de la trachée au moment où l'on incise les parois de ce conduit, expose 1° à le diviser d'une manière incomplète; 2° à blesser les organes situés sur ses parties latérales; 3° à traverser la trachée de part en part et à atteindre l'œsophage; 4° à ouvrir les anneaux cartilagineux latéralement; 5° à faire une incision trachéale trop courte; 6° à faire une incision trop grande au risque d'atteindre les parties qu'il est inutile ou dangereux d'intéresser.

8

7. Tous les efforts du chirurgien doivent tendre, dans la trachéotomie, à rendre aussi court que possible l'intervalle qui sépare le moment où la trachée vient d'être ouverte de celui où la canule est en place.

8° Les obstacles qu'on éprouve à l'introduction de la canule consistent : 1° dans la difficulté de retrouver la plaie trachéale qui tend spontanément à se fermer et qui est masquée par le sang ; 2° dans le renversement des anneaux de la trachée, renversement qui donne lieu à des échappées du dilatateur ; 3° dans la difficulté d'introduire la canule ; 4° dans une erreur de lieu de la canule qui se fourvoie dans le tissu cellulaire.

5° TEMPS DE L'OPÉRATION.

1° Pour trouver la saillie cricoïdienne, il faut remonter avec le doigt à partir de la fourchette sternale jusqu'à la rencontre du premier point résistant qui se fera sentir dans ce trajet de bas en haut.

2° On peut, dans certains cas, faciliter le placement du ténaculum cricoïdien par l'implantation préalable d'un ténaculum ordinaire.

3° Quelquefois l'implantation du ténaculum cannelé suffit pour donner lieu à l'issue d'une petite quantité d'air accompagnée de sifflement, ce qui indique qu'on a pénétré d'emblée dans le canal aérien.

4° L'un des avantages de notre méthode, c'est de ne donner à l'incision que l'étendue rigoureusement nécessaire.

5° Lorsque l'arbre aérien est solidement fixé au moyen du ténaculum cricoïdien, il n'y a aucune difficulté, malgré l'audace apparente de cette manœuvre, à plonger sans hésitation le bistouri dans la trachée en se guidant sur la cannelure que présente ce nouveau cathéter.

6° Le bistouri ordinaire suffit pour l'incision de la trachée chez l'adulte ; chez l'enfant, l'emploi complémentaire du bistouri boutonné est indispensable.

7° Quand le cartilage cricoïde, sous l'influence d'une cause quelconque, tend à descendre vers la poitrine pendant l'opération de la trachéotomie, l'opérateur peut toujours, au moyen du ténaculum, ramener la trachée à une hauteur suffisante pour diviser sans danger quatre à cinq cerceaux cartilagineux s'il le juge convenable.

8° Dans le cas où la crainte de blesser les organes placés au bord supérieur du sternum empêche de donner à l'incision de la trachée une étendue suffisante, on doit agrandir la plaie de bas en haut en coupant le cartilage cricoïde.

9° L'ouverture prompte et suffisamment étendue de la trachée est, de l'aveu de tous les chirurgiens, le meilleur moyen de combattre l'hémorrhagie veineuse pendant la trachéotomie.

10° Les pinces ordinairement employées pour la trachéotomie offrent les inconvénients suivants : 1° leur mode de construction donne lieu à des méprises presque inévitables et fâcheuses quand on n'a pas une grande habitude de ces pinces ; 2° l'écartement des branches de ces pinces rend leur introduction difficile ; 3° elles tiennent trop de place dans la trachée et gênent, par ce fait, l'introduction de la canule ; 4° malgré l'incurvation terminale de leurs branches, elles s'échappent très facilement de la trachée.

11° Eu égard aux dimensions des canules, on doit préférer les plus grosses que puissent comporter les diamètres de la trachée.

12° Quelque prononcées que soient les apparences de l'état de mort chez un sujet sur lequel on vient de pratiquer la trachéotomie, on ne doit jamais se retirer sans avoir placé la canule.

6° SÉJOUR DE LA CANULE DANS LA PLAIE TRACHÉALE.

1° On peut dire d'une manière générale que la canule ne doit être supprimée que quand la suppuration est établie.

Dans chaque cas particulier on doit avoir pour règle de

conduite de n'ôter la canule que si la respiration se maintient par le passage de l'air à travers l'ouverture ovalaire pratiquée sur la convexité de la canule lorsqu'on obture complétement l'orifice externe de cette dernière.

2° Il y a beaucoup d'inconvénients attachés à une durée trop courte du séjour de la canule; un séjour trop prolongé n'en entraîne presque aucun.

3° Il ne faut pas songer à supprimer la canule brusquement et d'une manière définitive. On doit procéder par tâtonnement et n'enlever le tube métallique qu'autant que la respiration ne subit plus aucune entrave.

7° DIFFICULTÉS ET ACCIDENTS DE L'OPÉRATION.

1° La brièveté de l'espace longitudinal dans les limites duquel doit se maintenir la trachéotomie chez les jeunes sujets est une des principales causes de la difficulté de l'opération.

2° Le rétablissement de l'acte respiratoire par un prompt débridement de l'ouverture faite à la trachée est le meilleur remède contre la pénétration du sang dans les bronches.

3° Les sources possibles de l'hémorrhagie pendant l'opération de la trachéotomie sont la lésion de la carotide, du tronc brachio-céphalique, la blessure d'une artère anormale telle que la thyroïdienne de Neubaüer, et, enfin, la lésion d'une ou plusieurs grosses veines.

Les moyens à employer contre ces accidents sont : la ligature, la prompte ouverture de la trachée et, lorsque le sang pénètre dans les bronches, l'aspirateur trachéal.

4° A la suite de l'expulsion des fausses membranes dans le croup, il peut survenir une hémorrhagie trachéale en nappe. Le meilleur moyen à employer contre ce genre d'accident c'est l'application d'un gros fragment de glace sur la partie supérieure antérieure du sternum.

5° La perforation par le bistouri des parois contiguës de la trachée et de l'œsophage est un accident beaucoup plus fréquent qu'on ne pense dans la trachéotomie faite par la méthode ordinaire. Cet accident ne saurait être étranger à la dysphagie ou au passage des liquides et des aliments dans la trachée, circonstances qu'on observe assez souvent à la suite de l'opération.

8º SOINS CONSÉCUTIFS. — EFFETS DE L'OPÉRATION.

1º L'écouvillonnement pratiqué après l'opération de la trachéotomie à l'aide d'une tige de baleine garnie à son extrémité d'une petite éponge sert non-seulement à provoquer la toux et l'expulsion des fausses membranes, mais encore à tirer parfois les jeunes sujets de l'état de mort apparente dans lequel ils se trouvent.

2º Les instillations d'eau tiède, dans la trachée ouverte, sont de beaucoup préférables aux instillations avec la solution de nitrate d'argent, laquelle est toujours inutile et parfois dangereuse.

3º Une vigilance de tous les instants est nécessaire pour éviter le déplacement de la canule et son obstruction.

4º L'un des premiers effets de l'opération de la trachéotomie est de donner lieu à plusieurs accès de toux qui provoquent l'expulsion des produits pseudo-membraneux dans les cas de croup, ou d'une certaine quantité de sang et de mucosités, expulsion généralement suivie d'un grand soulagement, d'une sensation profonde de bien-être et peu de temps après d'un sommeil réparateur.

5º La plaie qui résulte de la trachéotomie n'a jamais été chez nos malades un obstacle sérieux à la guérison. Le danger des fistules trachéales qui subsisteraient après le séjour prolongé de la canule a été singulièrement exagéré.

6º L'absence, chez presque tous nos sujets opérés de trachéotomie, des complications variées qu'on a considérées comme étant liées au traumatisme opératoire nous paraît résulter de l'observance rigoureuse des principes que nous avons posés pour l'opération de la trachéotomie.

9° CAUSES DE MORT PENDANT ET APRÈS L'OPÉRATION.

1° Les principales causes qui peuvent déterminer la mort pendant l'opération de la trachéotomie sont, d'une part, le renversement subit de la tête en arrière, d'autre part la syncope produite par une perte de sang abondante et l'asphyxie due à l'introduction du sang dans les bronches.

2° Après l'opération la mort peut survenir par des causes très variées parmi lesquelles nous citerons : 1° l'épuisement et la faiblesse extrême des sujets ; 2° la tendance syncopale résultant, soit de cette faiblesse, soit de la gêne respiratoire ; 3° l'asphyxie par reproduction des fausses membranes, par hypersécrétion des mucosités bronchiques ou par accumulation d'une certaine quantité de sang coagulé dans les divisions du conduit aérien ; 4° la pneumonie ou la pleurésie intercurrentes ; 5° l'œdème du poumon et l'engouement pulmonaire hypostatique ; 6° l'infiltration purulente de la région du cou ; 7° les abcès métastatiques ; 8° la gangrène du larynx.

3° Parmi les causes précédentes, celles qui compromettent le plus fréquemment l'opération de la trachéotomie sont : la reproduction des fausses membranes dans les cas de croup, la pneumonie et la tendance syncopale.

TABLE DES MATIÈRES.

Nouvelles publications chez J.-B. Baillière.

TRAITÉ D'ANATOMIE PATHOLOGIQUE

GÉNÉRALE ET SPÉCIALE,

OU DESCRIPTION ET ICONOGRAPHIE PATHOLOGIQUE

DES AFFECTIONS MORBIDES, TANT LIQUIDES QUE SOLIDES,

OBSERVÉES DANS LE CORPS HUMAIN,

Par le Docteur H. LEBERT,

Professeur de clinique médicale à l'université de Zurich,
Membre des Sociétés anatomiques, de biologie, de chirurgie et médicale d'observation de Paris.

Ce bel ouvrage se composera de 2 volumes in-folio de texte, et d'environ 200 planches dessinées d'après nature, gravées, et la plupart coloriées avec le plus grand soin. Il sera publié par livraison, chacune composée de 30 à 40 pages de texte, sur beau papier vélin, et de 5 planches in-folio, gravées et coloriées. — Prix de la livraison : 15 fr.

Cet ouvrage est le fruit de plus de douze années d'observations dans les nombreux hôpitaux de Paris. Aidé du bienveillant concours des médecins et des chirurgiens de ces établissements, trouvant aussi des matériaux précieux et une source féconde dans les communications et les discussions des sociétés anatomique, de biologie, de chirurgie et médicale d'observation, M. Lebert réunissait tous les éléments pour entreprendre un travail aussi considérable. Placé maintenant à la tête du service médical d'un grand hôpital à Zurich, dans les salles duquel il a constamment cent malades, l'auteur continue à recueillir des faits, vérifie et contrôle les résultats de son observation dans les hôpitaux de Paris par celle des faits nouveaux à mesure qu'ils se produisent sous ses yeux.

DICTIONNAIRE

DE MÉDECINE,

DE CHIRURGIE, DE PHARMACIE,

DES SCIENCES ACCESSOIRES ET DE L'ART VÉTÉRINAIRE,

De P.-H. NYSTEN,

Dixième édition, entièrement refondue,

par E. LITTRÉ,

de l'Institut de France, de la Société d'histoire naturelle de Halle,
de la Société de biologie de Paris, de la Société médicale d'Athènes, etc., etc.

et Ch. ROBIN,

Docteur en médecine et Docteur ès-sciences naturelles,
professeur agrégé à la Faculté de médecine de Paris, membre
des Sociétés de biologie, anatomique, etc.,

OUVRAGE AUGMENTÉ

DE LA SYNONYMIE GRECQUE, LATINE, ANGLAISE, ALLEMANDE,
ESPAGNOLE ET ITALIENNE,

ET SUIVI D'UN VOCABULAIRE DE CES DIVERSES LANGUES,

1 vol. in-8 de 1,450 pages, illustré de 500 figures intercalées dans le texte.

Prix de l'ouvrage complet : 16 fr.

Paris. — Imprimerie de L. MARTINET, rue Mignon, 2.

www.ingramcontent.com/pod-product-compliance
Lightning Source LLC
LaVergne TN
LVHW021037050726
842519LV00003B/900